U0294875

华西口腔医院医疗诊疗与操作常规系列丛书

牙周科诊疗与操作常规

主　编　丁　一　吴亚菲

编　者（以姓氏笔画为序）

丁　一　王　骏　叶畅畅　申道南　刘程程

杨　禾　吴亚菲　陈　文　孟　姝　赵　蕾

赵　寰　段丁瑜　徐　屹　郭淑娟　黄　萍

黄海云　董　伟

主编助理　赵　蕾

人民卫生出版社

图书在版编目（CIP）数据

牙周科诊疗与操作常规/丁一，吴亚菲主编 . —北京：人民卫生出版社，2018

（华西口腔医院医疗诊疗与操作常规系列丛书）

ISBN 978-7-117-27644-3

Ⅰ.①牙⋯　Ⅱ.①丁⋯ ②吴⋯　Ⅲ.①牙周病 – 诊疗 – 技术操作规程　Ⅳ.①R781.4–65

中国版本图书馆 CIP 数据核字（2018）第 239973 号

| 人卫智网 | www.ipmph.com | 医学教育、学术、考试、健康，购书智慧智能综合服务平台 |
| 人卫官网 | www.pmph.com | 人卫官方资讯发布平台 |

牙周科诊疗与操作常规

主　　编： 丁　一　吴亚菲
出版发行： 人民卫生出版社（中继线 010-59780011）
地　　址： 北京市朝阳区潘家园南里 19 号
邮　　编： 100021
E - mail： pmph @ pmph.com
购书热线： 010-59787592　010-59787584　010-65264830
印　　刷： 北京铭成印刷有限公司
经　　销： 新华书店
开　　本： 710 × 1000　1/16　印张：7.5
字　　数： 127 千字
版　　次： 2018 年 11 月第 1 版　2020 年 12 月第 1 版第 5 次印刷
标准书号： ISBN 978-7-117-27644-3
定　　价： 35.00 元

打击盗版举报电话：010-59787491　E-mail：WQ @ pmph.com
（凡属印装质量问题请与本社市场营销中心联系退换）

总序

四川大学华西口腔医院始建于1907年，是中国第一个口腔专科医院。作为中国现代口腔医学的发源地，华西口腔为中国口腔医学的发展作出了杰出贡献，培养了一大批口腔医学大师巨匠、精英栋梁和实用人才。

百余年来，四川大学华西口腔医院坚持医疗立院、人才兴院、学术强院的发展思路，在临床诊疗、人才培养、科学研究、文化传承中不断创新发展，形成了华西特色的口腔临床诊疗规范和人才培养模式，具有科学性、指导性，易于基层推广。在多年的医疗工作、临床教学、对外交流、对口支援、精准帮扶工作中，深深地感到各层次的口腔医疗机构、口腔医务工作者、口腔医学生、口腔医学研究生、口腔规培医师，以及口腔医疗管理人员等迫切需要规范性和指导性的临床诊疗书籍。为此，四川大学华西口腔医院组成专家团队，集全院之力，精心准备，认真撰写，完成了这套诊疗与操作常规系列丛书。

《华西口腔医院医疗诊疗与操作常规》系列丛书共分17册，包括口腔医学所有临床学科专业。本系列丛书特点：①理论结合实际，既包括基础知识，又有现代高新技术；内容编排更贴近临床应用，深入浅出的理论分析，清晰的工作流程，明确的操作步骤；②体系完整，各分册既独立成书，又交叉协同，对临床上开展多学科会诊、多专业联动也有较强的指导性；③内容周详，重点突出，文笔流畅，既能作为教材系统学习，又能作为工具书查阅，还能作为临床管理工具运用，具有非常强的可阅读性和可操作性。

衷心感谢主编团队以及参与本系列丛书撰写的所有同仁们！感谢人民卫生出版社在出版方面给予的大力支持！感谢所有的读者！

谨以此书献给四川大学华西口腔医院 111 周年华诞！

《华西口腔医院医疗诊疗与操作常规》总主编

2018 年 9 月于华西坝

前言

牙周疾病是口腔常见的两大疾病之一，目前在全球范围内广泛流行。牙周感染与其他慢性非传染性疾病拥有共同的危险因素，不仅影响口腔健康，同时也影响全身健康，给个人、家庭及社会带来沉重的经济负担。随着社会经济的发展、人民生活水平的提高和健康意识的增强，牙周疾病将会逐渐被重视，并且占据口腔执业医师越来越多的时间。因此，掌握牙周疾病的诊断、规范化治疗以及预防的综合知识意义重大。

《牙周科诊疗与操作常规》一书简明扼要列出了常见牙周疾病、多发病的主要临床表现、诊断要点和鉴别诊断；同时提醒读者要重视牙周疾病与全身疾病的关系。本书的重点内容在于牙周疾病的规范化检查、诊断和治疗，以及一些特殊人群的牙周管理方法，如妊娠期妇女，心血管疾病、糖尿病、器官移植患者等；还涉及牙周疾病治疗中的护理配合和感染控制方面的内容。

本书读者对象主要是针对口腔全科医师和基层医院的口腔执业医师，因此，在编写时力求内容简洁、重点突出、通俗易懂，尽可能将最基本、最规范的牙周科诊疗与操作常规呈现给读者，便于基层口腔医师对牙周病的筛查、制订治疗计划和进行牙周治疗。希望本书对相关读者有所裨益！

本书编写队伍为四川大学华西口腔医院牙周科全体医师和部分护理人员，这本书的出版得益于诸位同事齐心协力和支持，在此，对于他们的无私奉献和辛勤劳动表示最诚挚的谢意！同时还要感谢所有参与本书出版的工作人员及人民卫生出版社的大力支持，他们专业的编辑和校对保证了本书的质量！最后，我们不会忘记向那些提供宝贵图片和资料的医师及患者表示致敬！

　　我们尽力在编写过程中遵循准确、规范的原则,但难免有所疏漏,敬请各位读者谅解并欢迎指正!

丁　一　吴亚菲

2018 年 6 月　成都

目录

第一章

牙周病的主要临床表现

牙周病是感染性、炎症性疾病,主要分为龈炎和牙周炎,临床上常表现为牙龈色形质改变、牙龈出血;当疾病发展到牙周炎时,不仅有牙龈炎症的表现,还有牙周袋形成、牙槽骨吸收、牙松动移位等症状。

一、牙龈炎症

牙龈炎症最初的临床表现是龈沟探诊出血和龈沟液量的增多。

(一) 牙龈出血

牙龈出血常是牙周病患者的主诉症状,多在刷牙或咬硬物时发生,偶也可有自发性出血。

健康的牙龈即使稍用力刷牙或轻探龈沟均不引起出血,而在初期或早期龈炎阶段,轻探龈沟即可出血,它比牙龈颜色的改变出现得早些。因此,探诊后出血是诊断牙龈有无炎症的重要指标之一,对判断牙周炎的活动性也有很重要的意义。

(二) 牙龈色、形、质的改变

1. 颜色　牙龈色泽变化是龈炎和牙周炎的重要临床体征之一。正常牙龈呈粉红色,患龈炎时游离龈和龈乳头呈鲜红或暗红色,重度龈炎和牙周炎时,炎症充血范围可波及附着龈,与牙周袋的范围一致。当血管减少、纤维增生或上皮角化增加时,牙龈色变浅或苍白。

2. 形态　正常龈缘为菲薄并紧贴牙面,附着龈有点彩。牙龈有炎症时,龈缘变厚,牙间乳头圆钝,与牙面不紧贴。点彩可消失或仍可部分存在。当炎症和渗出严重时,牙龈松软肥大,表面光亮,龈缘有时糜烂渗出;当病变以纤维增生为主时,牙龈坚韧肥大,有时可呈结节状并盖过部分牙面。

3. 质地　炎症时牙龈由原来质地致密坚韧,变得松软脆弱,缺乏弹性。增生性炎症时,牙龈表面表现为坚韧肥厚。

（三）龈沟液

龈沟液渗出增多是牙龈炎症的重要指征之一,因此测定龈沟液的量可作为炎症程度的一个较敏感的客观指标。

二、牙周袋形成

牙周袋是病理性加深的龈沟,是牙周炎最重要的病理改变之一。

（一）探诊深度和附着水平

健康牙龈探诊深度不超过 3mm。当患龈炎时,由于牙龈肿胀或增生,龈沟探诊可超过 3mm,但此时结合上皮的位置未向根方分离,仍在釉牙骨质界处,故称为龈袋或假性牙周袋,这是区别龈炎和牙周炎的一个重要指标。

患牙周炎时,结合上皮向根方增殖,其冠方部分与牙面分离形成牙周袋,这是真性牙周袋,此时袋底位于釉牙骨质界的根方。在未经治疗的牙周炎患牙,附着丧失常与牙周袋并存,且探诊深度(袋底至龈缘的距离)常大于附着丧失(袋底至釉牙骨质界的距离)的程度。当经过治疗,炎症消退后牙龈退缩则使釉牙骨质界暴露于口腔中。

由于炎症的影响,用钝头牙周探针探测时,会穿透结合上皮进入炎症的结缔组织内,故临床牙周探诊深度往往大于组织学上的龈沟或牙周袋深度。

（二）牙周袋的类型

1. 根据牙周袋形态以及袋底位置与相邻组织的关系,分为两类:①骨上袋:牙周袋的袋底位于釉牙骨质界的根方、牙槽嵴的冠方,牙槽骨一般呈水平型吸收;②骨下袋:牙周袋的袋底位于牙槽嵴顶的根方,袋壁软组织位于牙根面和牙槽骨之间。

2. 根据牙周袋累及牙面情况,分为三种类型:①单面袋:只累及一个牙面;②复合袋:累及 2 个以上的牙面;③复杂袋:是一种螺旋形袋,起源于一个牙面,扭曲回旋于一个以上的牙面或根分叉区。

三、牙槽骨吸收

生理情况下,牙槽骨的高度和密度保持着平衡状态,当骨吸收超过形成时,即发生骨丧失,使牙槽骨高度和密度降低。牙槽骨吸收是牙周炎的另一个主要临床表现。

牙槽骨吸收可通过 X 线片观察,牙周炎的骨吸收最初表现为牙槽嵴顶的硬骨板吸收,或嵴顶模糊呈虫蚀状。嵴顶的少量骨吸收使前牙牙槽间隔由尖变平或凹陷;后牙则使嵴顶由宽平变凹陷,随后牙槽骨高度降低。但 X 线片主要显示牙齿近远中的骨质情况,而颊舌侧骨板因牙与骨组织重叠而显示不清晰。因此邻面的垂直骨吸收在 X 线片上很容易发现,而凹坑状吸收却难以在 X 线片上显示。

牙槽骨破坏有以下几种形式:

1. 水平型吸收 是最常见的吸收方式。牙槽间隔、唇颊侧或舌侧的嵴顶边缘呈水平吸收,使牙槽嵴高度降低。同一颗牙不同部位吸收程度可不同。

2. 垂直型吸收 也称角型吸收,指牙槽骨发生垂直方向或斜行的吸收,与牙面之间形成一定角度的骨缺损,牙槽嵴的高度降低不多,而牙根周围的骨吸收较多。该种吸收大多形成骨下袋,即牙周袋底位于骨嵴的根方。

骨下袋根据骨质破坏后剩余的骨壁数目,可分为下列几种:

(1) 一壁骨袋:牙槽骨破坏严重,仅存一侧骨壁。这种袋常见于邻面骨间隔区,因该处颊、舌侧和患牙的邻面骨壁均被破坏,仅有邻牙一侧的骨壁残留。一壁骨袋若发生在颊、舌侧,则仅剩颊或舌侧的一个骨壁。

(2) 二壁骨袋:骨袋仅剩两个骨壁。最常见于相邻两牙的骨间隔破坏而仅剩颊、舌两个骨壁。此外,亦有颊邻骨壁或舌邻骨壁。

(3) 三壁骨袋:袋的一个壁是牙根面,其他三个壁均为骨质,即邻、颊、舌侧皆为骨壁。最常见于最后一个磨牙的远中面,由于该处牙槽骨宽而厚,较易形成三壁骨袋。

(4) 四壁骨袋:牙根四周均为垂直吸收而形成的骨下袋,颊、舌、近中、远中四壁似乎均有骨壁,牙根孤立的位于骨下袋中央,骨壁与牙根不相贴合,实质上相当于四面均为一壁骨袋,治疗效果较差。

(5) 混合壁袋:牙槽骨垂直吸收程度不同,导致牙根周围的各个骨壁的高度不同。往往近根尖部分的骨壁数目多于近冠端的骨壁数目。

3. 凹坑状吸收 指牙槽间隔的骨嵴顶中央部分的牙槽骨吸收严重,而颊舌侧骨质仍保留,形成弹坑状或火山口状缺损。

4. 其他形式的骨变化 由于牙周炎时牙槽骨破坏不均匀,并伴有适应性修复,而出现反波浪形骨吸收、外生骨疣或扶壁骨形成。这些形态的改变不利于菌斑控制。

四、牙齿松动和病理性移位

牙周炎时,由于牙周支持组织的破坏引起牙齿松动超过生理动度(0.02mm),是牙周炎的主要临床表现之一。

病理性移位多发生于前牙,也可发生于后牙。一般向𬌗力方向移位,常伴扭转。严重的前牙移位使前牙呈扇形分布。

（杨　禾）

第二章

牙 龈 病

牙龈病是一组发生在牙龈组织的疾病,其中最常见的是牙菌斑引起的慢性炎症,还有一些是受全身因素(例如:内分泌、血液病、药物等)以及遗传因素影响的牙龈疾病。根据 1999 年新分类法,牙龈病主要分为菌斑性牙龈病和非菌斑性牙龈病两大类。本章就临床常见牙龈病进行详细介绍。

第一节 慢 性 龈 炎

慢性龈炎(chronic gingivitis)是指主要位于游离龈和龈乳头的慢性炎症,又称边缘性龈炎或单纯性龈炎,是最常见的菌斑性牙龈病。慢性龈炎患病率高,治愈后较易复发,且部分患者的慢性龈炎可发展为牙周炎。因此,慢性龈炎的预防及控制其复发至关重要。

一、诊断要点

（一）流行情况

慢性龈炎是最常见的牙龈疾病,尤其在儿童和青少年中患病率高。流行病学调查显示,世界范围内其患病率约为 60%~90%。慢性龈炎的患病率与人群口腔卫生习惯和口腔卫生保健措施的实施密切相关。

（二）临床表现

1. 自觉症状　慢性龈炎患者的主诉主要为刷牙或咬硬物时牙龈出血,口腔异味。有些患者自感牙龈局部痒、胀、不适等。慢性龈炎患者少有自发性出血。

2. 牙龈色泽 游离龈和龈乳头可呈鲜红或暗红色。炎症水肿明显时,龈乳头表面光亮,严重者可波及附着龈。

3. 牙龈外形 常见为龈缘肿胀变厚,不与牙面紧贴;龈乳头圆钝肥大,部分呈球状增生。少数可出现牙龈糜烂或肉芽增生。

4. 牙龈质地 常见为牙龈松软脆弱,缺乏弹性。部分增生性反应的牙龈可呈实质性肥大,质地坚韧而有弹性。

5. 龈沟深度 上皮附着位于釉牙骨质界处,无附着丧失。牙龈水肿或增生,形成假性牙周袋,探诊深度可达 3mm 以上。

6. 龈沟探诊出血 使用钝头探针轻探龈沟即可引起出血。

7. 龈沟液量增多 有些患者还可出现龈沟溢脓。

二、鉴别诊断

1. 早期牙周炎 附着丧失和牙槽骨吸收。应仔细探查有无附着丧失,可结合放射学检查结果确定诊断。

2. 血液病引起的牙龈出血 血液学检查结果异常。

3. 坏死性溃疡性龈炎 伴有全身症状、龈缘和龈乳头坏死,患者疼痛症状明显。

4. HIV 相关性龈炎 牙龈线性红斑,去除局部刺激因素后,牙龈充血仍不消退,HIV 血清学检测阳性。

5. 以牙龈增生为主要表现的慢性龈炎患者,尚需与药物性牙龈肥大、牙龈纤维瘤病、白血病引起的牙龈肥大、浆细胞性龈炎等相鉴别。

三、治疗原则

1. 去除病因,控制炎症 通过基础治疗彻底清除菌斑、牙石,消除菌斑滞留和局部刺激因素。牙龈炎症较重时,可配合局部药物治疗。一般不采用全身用药。

2. 恢复牙龈正常生理形态 少数增生性反应的牙龈,炎症消退后牙龈形态仍不能恢复正常时,可行牙龈切除及成形术。

3. 口腔卫生宣教及定期复查指导,并教会患者进行良好的菌斑控制,并定期(每 6~12 个月)进行复查和维护。

第二节 青春期龈炎

青春期龈炎(puberty gingivitis)是指青春期因受内分泌影响,而主要发生于游离龈和龈乳头的炎症。属于受全身因素影响的牙龈病,但菌斑是其主要病因。

一、诊断要点

(一)流行情况

患者处于青春期。男女均可患病,但女性稍多于男性。

(二)临床表现

1. 好发部位 前牙唇侧的龈乳头及龈缘。

2. 牙龈色形质 龈乳头球样突起,颜色暗红或鲜红,质地松软,组织光亮,探诊出血明显。少数以牙龈增生样改变为主。

二、治疗原则

(一)去除病因,控制炎症

通过基础治疗彻底清除菌斑、牙石,消除菌斑滞留和局部刺激因素。可配合局部药物治疗。正畸患者的正畸矫治器设计和制作应有利于菌斑控制。

(二)恢复牙龈正常生理形态

少数牙龈过度增生肥大患者需行牙龈切除及成形术。

(三)巩固疗效,防止复发

良好的口腔卫生维护,定期复查和维护。正畸过程中需定期牙周检查和预防性洁治。

第三节 妊娠期龈炎

妊娠期龈炎(pregnancy gingivitis)是指妇女妊娠期间,因女性激素水平改变,原有的牙龈慢性炎症加重,造成牙龈肿胀,甚至形成龈瘤样改变。属于受全身因素影响的牙龈病,但菌斑是直接病因。

一、诊断要点

（一）流行情况

妊娠期龈炎的发生率报道不一,一项最新的流行病学调查显示:约40%~50%的孕妇都曾罹患妊娠期龈炎。

（二）临床表现

1. 病程变化 患者一般在妊娠前既有不同程度的慢性龈炎。妊娠2~3个月后出现明显症状,至8个月时达到高峰,分娩后约2个月,症状减轻至妊娠前水平。

2. 好发部位 可发生于个别牙龈或全口牙龈,前牙区为重。

3. 牙龈色形质 妊娠期龈炎患者的牙龈,特别是龈乳头显著炎性肿胀、肥大,质地松软,轻触即易出血。

4. 妊娠期龈瘤 单发于单个牙龈乳头,前牙唇侧龈乳头多见。瘤体常呈扁圆形向近远中扩展,多呈分叶状,有蒂或无蒂。严重时瘤体表面有溃疡和脓性分泌物。

二、鉴别诊断

化脓性肉芽肿可见于非妊娠期妇女,多由于局部刺激因素引起。临床表现类似妊娠性龈瘤。多数病变表面有溃疡和脓性分泌物。

三、治疗原则

（一）去除病因,控制炎症

类似于慢性龈炎,孕中期(13~28周)可进行分区牙周基础治疗。但应尽量避免使用全身药物治疗。局部药物应选择刺激性小、不影响胎儿生长发育的药物。

（二）手术治疗

对一些体积较大的妊娠期龈瘤,若妨碍患者进食说话,可考虑在彻底清除局部刺激因素后手术切除。手术时机应选择在妊娠期4~6个月。

（三）预防

怀孕前应行牙周检查和预防性洁治。对已有慢性龈炎的患者应在怀孕前及妊娠中期及时治疗。妊娠期间严格进行菌斑控制。

第四节　白血病的牙龈病损

流行病学调查显示,约为 3.6% 的白血病患者可出现牙龈肿胀、出血、疼痛。部分白血病患者的首发表现为牙龈症状,需仔细鉴别,早期诊断,避免误诊和漏诊。

一、诊断要点

（一）病史

部分患者在就诊前可出现持续一段时间的低热、疲乏、无力;有些患者还可出现局部淋巴结肿大,贫血等症状。

（二）临床表现

1. 牙龈病损可波及龈乳头、龈缘和附着龈。

2. 牙龈肿大,常为全口性肿胀。颜色苍白或发绀,质地松软或中等硬度。部分患者出现龈缘处组织坏死、溃疡和假膜形成。疼痛感明显。

3. 牙龈明显出血倾向,出血不易止住。口腔黏膜可见出血点或瘀斑。

4. 部分患者局部淋巴结肿大,伴有疲乏或贫血等症状。

（三）辅助检查

血常规及血涂片检查可发现血细胞数目和形态的异常。

二、治疗原则

1. 与血液科医师积极配合治疗。牙周治疗以保守和对症治疗为主。患者全身状况允许时可进行简单的洁治术。

2. 切忌进行手术和组织活检。

3. 口腔卫生宣教和指导,帮助患者进行菌斑控制。

第五节　药物性牙龈肥大

药物性牙龈肥大（drug-induced gingival enlargement）是指长期服用某些药

物而引起的牙龈纤维性增生和体积增大。菌斑引起的牙龈炎症可促进药物性牙龈肥大的发生发展。

一、诊断要点

（一）病史

有与药物性牙龈肥大有关的常见药物的服用史：①钙通道阻滞剂，如硝苯地平、维拉帕米、地尔硫䓬等；②免疫抑制剂，如环孢素等；③抗癫痫类药物，如苯妥英钠。

（二）临床表现

1. 病程变化　患者一般在服用药物前即有不同程度的慢性龈炎。平均服用药物 1~6 个月后出现症状。

2. 好发部位　常发生于全口牙龈，但以前牙区为重。发生于有牙区。

3. 牙龈色形质　首发于龈乳头，随后增生的龈乳头逐渐增大、彼此相连，并向龈缘及附着龈扩展。可覆盖大部分甚至整个牙冠。龈乳头呈球状、结节状，表面桑葚或分叶状。增生组织与正常组织间有明显沟状分界。颜色常呈淡粉色，质地坚韧有弹性，不易出血。

二、鉴别诊断

（一）遗传性牙龈纤维瘤病

可有家族史，无长期服药史。幼儿时即可发病。增生范围广，程度重。

（二）以牙龈增生为主要表现的慢性龈炎

炎症较明显，有明显局部刺激因素，无长期服药史。

三、治疗原则

1. 通过牙周基础治疗措施去除菌斑及局部刺激因素等，可酌情使用局部药物治疗。部分牙龈增生较轻的患者，经过相应治疗后，牙龈增生可明显消退。

2. 与相关专科医师协商更换使用其他药物或与其他药物交替使用。

3. 对牙龈增生明显，严重影响菌斑控制者，可考虑在彻底清除局部刺激因素后行牙龈切除成形术。手术时机应选择在全身状况稳定时。

四、预防

服用相关药物前应行牙周检查和预防性洁治，消除一切可能的局部刺激因素。服药期间严格进行菌斑控制,保持良好的口腔卫生。积极治疗原有的牙龈炎症,能减少本病的发生。

第六节 遗传性牙龈纤维瘤病

遗传性牙龈纤维瘤病(hereditary gingival fibromatosis),又名家族性或特发性牙龈纤维瘤病,是一种牙龈组织的弥漫性纤维结缔组织增生,是一种较为罕见的疾病。可为常染色体显性或隐性遗传。

一、诊断要点

1. 病史 幼儿时即可发病,最早可发生在乳牙萌出后,常开始于恒牙萌出后。

2. 临床表现

(1) 牙龈广泛性逐渐增生,累及全口的牙龈缘、龈乳头和附着龈,部分可达膜龈联合。

(2) 可引起牙齿萌出异常或困难,牙齿移位。

(3) 牙龈色形质:增生牙龈颜色正常,质地坚韧,表面光滑,不易出血。

3. 病理检查 牙龈上皮棘层增厚,上皮钉突明显增长,结缔组织体积增大,充满粗大的胶原纤维束。

二、鉴别诊断

(一) 药物性牙龈增生

有服药史,无家族史。多伴发慢性龈炎,增生程度和范围较牙龈纤维瘤病轻。

(二) 以牙龈增生为主要表现的慢性龈炎

炎症较明显,有明显局部刺激因素,无家族史,无长期服药史。

三、治疗原则

1. 手术治疗为主,酌情行牙龈切除成形术或翻瓣术内斜切口结合牙龈切除术。

2. 预后 本病手术后易复发,复发率与口腔卫生维护情况相关。

第七节 牙 龈 瘤

牙龈瘤(epulis)是指发生在龈乳头部位的炎症反应性瘤样增生物。来源为牙周膜及牙龈结缔组织。属于非真性肿瘤,但切除后易复发。

一、诊断要点

（一）好发人群

女性多见,中青年多见。

（二）好发部位

唇颊侧龈乳头多见,一般单个牙发生,个别患者可见多个位点同时发生。

（三）牙龈瘤样改变

瘤体常呈圆球形或椭圆形,直径几毫米或几厘米不等。可呈分叶状,有蒂或无蒂。生长缓慢,长期存在的肿物可造成牙槽骨破坏吸收,可引起牙齿松动、移位。瘤体较大时,表面溃疡、出血。

（四）分型

根据病理检查结果可分为三型:纤维型、肉芽肿型和血管型。

二、鉴别诊断

（一）鳞状细胞癌

发生于牙龈处的鳞状细胞癌常呈菜花状溃疡,易出血,发生坏死。瘤体切除后需行组织病理学检查。

（二）血液系统肿瘤

例如髓系肉瘤,由于髓系原始细胞或未成熟髓系细胞在局部牙龈组织浸润,可引起牙龈无痛性肿胀。需活检,行组织病理学检查。

（三）艾滋病

HIV 感染患者晚期可发生 Kaposi 肉瘤,其中约有 1/2 位于牙龈部位。应结合患者 HIV 病毒检测结果进行鉴别,必要时可做病理检查证实。

三、治疗原则

主要治疗方法为手术切除。应将切口位于瘤体组织基底部的正常组织上，连同瘤体及基底部骨膜彻底切除，局部牙周膜刮除，否则容易复发。多次复发，需拔除局部患牙。

第八节 急性坏死性溃疡性龈炎

急性坏死性溃疡性龈炎（acute necrotizing ulcerative gingivitis，ANUG），又名文森龈炎、梭杆菌螺旋体性龈炎、战壕口炎。是一种发生在龈缘和龈乳头的急性坏死性炎症，起病急，病程较短，常为数天至 1~2 周。本病具有典型的临床症状，常在局部病损位点检测到梭形杆菌和螺旋体。

一、诊断要点

（一）流行情况

多为青壮年发病，尤以男性吸烟者多见。也可发生于极度营养不良或患有黑热病等急性传染病的儿童。

（二）临床表现

1. 自觉症状 主诉主要为牙龈局部明显疼痛感，可有自发性出血。重症患者可有低热、疲乏、下颌下淋巴结肿大等全身症状。

2. 典型的腐败性口臭。

3. 牙龈色形质 特征性改变为龈乳头和龈缘的坏死性损害，坏死溃疡区可覆盖灰白色坏死物，龈乳头呈中央凹陷的火山口状。病变迅速发展后，可使龈乳头破坏后与龈缘呈一直线，如刀切状。病变发展为慢性期时，龈乳头严重破坏甚至消失，呈反波浪状。

4. 细菌学涂片检查 可见大量梭形杆菌和螺旋体。

5. 转归 ANUG 急性期未及时治疗或患者抵抗力低时，可发展为坏死性龈口炎。机体抵抗力极度薄弱者，合并产气荚膜杆菌感染，可形成局部组织快速坏死，称为走马疳。NUG 未及时治疗或某些免疫缺陷患者，可发展为坏死性溃疡性牙周炎（necrotizing ulcerative periodontitis，NUP）。

二、鉴别诊断

（一）慢性龈炎

病程长。少见自发性出血、牙龈坏死、明显疼痛、腐败性口臭等 ANUG 的典型特征。

（二）疱疹性龈（口）炎

由单纯疱疹病毒感染引起，好发于 6 岁以下的儿童。起病急，有 1~2 天的发热前驱期。牙龈充血水肿不仅局限于龈缘和龈乳头，常波及全部牙龈，涉及口腔黏膜，甚至唇部和口周皮肤。牙龈和口腔黏膜上常可见多个成簇的小水疱，破溃后形成小溃疡。病损表面的假膜不易拭去，无组织坏死，无腐败性口臭。

（三）急性白血病

主诉常为牙龈自发出血、口臭，并伴有全身症状，例如疲乏、贫血等。常见牙龈大范围的明显肿胀、疼痛，并伴有坏死。血象检查是鉴别诊断的要点之一。

（四）艾滋病

坏死性溃疡性牙周炎大多见于艾滋病患者，血清学检测有助于确诊。

三、治疗原则

1. 急性期处理　初步轻柔地去除菌斑、大块牙石、局部坏死组织。使用 1%~3% 过氧化氢溶液局部擦拭、冲洗和反复含漱。必要时，在清洁后的局部可涂布或贴敷抗厌氧菌的制剂。可给予 3% 过氧化氢溶液或氯己定含漱液。

2. 药物治疗　全身给予维生素 C，蛋白质等支持疗法。可口服甲硝唑或替硝唑等抗厌氧菌药物 2~3 天。

3. 急性期过后，及时治疗原有的慢性龈炎或牙周炎，去除一切局部刺激因素。可通过牙龈成形术对外形异常的牙龈组织进行矫正。

4. 应嘱患者立即更换牙刷，指导患者进行良好的菌斑控制。

第九节　急性龈乳头炎

急性龈乳头炎是指局限于个别牙龈乳头的急性非特异性炎症。其直接原因为龈乳头受到机械或化学性刺激,例如食物嵌塞、充填体悬突、不良修复体边缘、机械刺激等。

一、诊断要点

（一）病史

患者常有局部牙龈出血、自发性胀痛、触痛明显的自觉症状。部分患者可说明牙龈损伤史或治疗史。

（二）临床表现

病损区龈乳头发红肿胀明显,探诊易出血,探痛明显。有时局部可查到刺激物。

二、治疗原则

仔细检查,去除局部菌斑、牙石和其他局部刺激因素。局部应用 1%~3% 过氧化氢溶液或 0.12%~0.2% 氯己定溶液冲洗,可局部应用抗菌消炎类药物,消除炎症。急性期后,应通过相关治疗（例如治疗邻面龋、修改不良修复体等）彻底去除病因。

第十节 急性多发性龈脓肿

急性多发性龈脓肿是一种比较少见的临床症状较重的牙龈急性炎症,常多发于春、秋两季。菌斑微生物是该病发生的主要原因。当宿主免疫力降低时,致病菌大量繁殖、毒力增强,引发该病。

一、诊断要点

（一）病史

本病常发生于青壮年男性,患病前已存在全口性的慢性牙龈炎症。近期常有精神紧张、睡眠不足等情况。有低热、疲乏、感冒或扁桃体炎等前驱症状。

（二）临床表现

早期龈乳头鲜红、肿胀、唾液黏稠,服用一般抗菌药物多无效。随即发生全口泛发的多数牙间乳头的红肿、跳痛,每个红肿的龈乳头内有小脓肿形成,数日后自行破溃。患者常感到剧烈疼痛。脓肿可同时波及同一牙齿的颊、舌侧龈乳头。患牙及邻牙对叩诊敏感。口腔黏膜可普遍红肿,但无溃疡和假膜。患者常有明显口臭、唾液增多的表现。

(三)全身症状

可有体温升高,白细胞增多,局部淋巴结肿大,便秘等症状。可扪及局部淋巴结肿大、触痛。

二、鉴别要点

本病应与牙周脓肿相鉴别。主要区别为:本病发生于非牙周炎患者,患者无真性牙周袋和牙槽骨吸收;脓肿位于龈乳头内,并可同时波及颊、舌侧乳头;全口多个牙泛发;治愈后牙龈恢复正常,无明显的牙周破坏。

三、治疗原则

1. 急性期处理　急性期应轻柔地初步去除局部菌斑和大块的牙石,局部使用氧化剂 1%~3% 过氧化氢溶液或 0.12%~0.2% 氯己定溶液冲洗,可局部应用抗菌消炎类药物。脓肿形成后应及时切开引流。给予 3% 过氧化氢溶液或氯己定含漱液。

2. 药物治疗　全身给予抗菌药物治疗和支持治疗。但本病单纯给予抗菌药物,效果常不明显。可辅以中西医结合治疗。全身症状明显者可内服清热、泻火、通便为主的汤剂。

3. 急性期后对原已存在的慢性龈炎及时进行治疗,去除菌斑、牙石等一切局部刺激因素。指导患者建立良好的口腔卫生习惯,以防复发。

4. 预后　病情不易控制,脓肿此起彼伏,病程常延续 1~2 周,甚至更长。对于牙龈脓肿反复发作且疗效差者,应排除糖尿病等全身因素。

(赵　蕾)

第三章

牙 周 炎

　　牙周炎是一组由菌斑微生物所引起的发生于牙齿支持组织的慢性炎症性疾病,多由龈炎发展而来,两者之间没有明显分界线。牙周炎的临床表现包括牙龈炎症与出血,牙周袋形成,牙槽骨吸收以及牙齿松动移位。

　　在1999年举行的美国牙周病分类研讨会上,学者们将牙周炎分为慢性牙周炎,侵袭性牙周炎,反映全身疾病的牙周炎,坏死性溃疡性牙周炎,伴牙髓病变的牙周炎等类型。本章将主要讲述慢性牙周炎和侵袭性牙周炎。

第一节　慢性牙周炎

　　慢性牙周炎(chronic periodontitis,CP)是临床上最为常见的一类牙周炎,是菌斑微生物及其产物引起的牙周组织炎症,病程漫长,多由龈炎发展而来,曾被称为成人牙周炎,常见于成人,偶尔也可见于儿童和青少年,重度牙周炎是成人失牙的主要原因。

一、诊断要点

(一)病史

　　患者常有长达数年甚至数十年的牙龈出血,难以明确发病时间,就诊时可能已经出现明显的牙龈退缩、牙齿松动或咀嚼无力,甚至牙齿脱落。

(二)临床表现

　　1. 年龄和性别　慢性牙周炎可以发生在任何年龄段,但大多数患者为成人,35岁以后患病率明显升高,在男性和女性之间没有显著差异。

2. 牙龈炎症　牙龈颜色由健康的粉红色改变为鲜红色或暗红色，龈缘增厚，龈乳头水肿圆钝，牙龈质地变为松软脆弱或增生肥厚。牙周探诊可引起牙龈出血，甚至可能有自发性出血、牙龈肿胀、溢脓等。

3. 牙周袋形成和附着丧失　牙周探诊发现探诊深度超过 3mm 的位点，牙周袋底位于釉牙骨质界根方，或者牙龈退缩牙根面暴露。

4. 牙齿的松动和移位　牙齿出现超过生理动度的松动，并且逐渐出现移位，以下颌切牙和侧切牙松动最为多见，其次上下颌第一、第二磨牙也常常受累。牙齿的病理性移位在前牙区通常表现为牙缝变大，牙齿前突，在后牙区表现为咀嚼无力，食物嵌塞。

5. 其他临床表现　随着病变进展，患者还可能出现牙龈退缩、根面敏感、继发性𬌗创伤、牙周脓肿、逆行性牙髓炎、口腔异味等临床表现。

（三）辅助检查

根尖片和曲面体层片上可见患牙近远中面的牙槽嵴高度降低，牙槽骨吸收，锥形束 CT 可以更全面地反映骨组织情况。

（四）分型和分度

1. 分型　根据附着丧失和牙槽骨吸收累及的患牙数量将慢性牙周炎分为局限型和广泛型，当全口牙发生附着丧失和骨吸收的位点数超过 30% 时，称为广泛型，当受累的位点数小于或等于 30% 时则为局限型。

2. 分度　在对单个患牙进行分度时，根据牙周袋深度，附着丧失和骨吸收的严重程度分为轻、中、重度牙周炎。在几个指标不一致时，应将附着丧失作为关键指标来评估牙周炎的严重程度（表 3-1）。

表 3-1　患牙牙周炎严重程度分度

	牙周探诊深度	附着丧失	牙槽骨吸收
轻度	≤4mm	1~2mm	≤根长的 1/3
中度	≤6mm	3~4mm	≤根长的 1/2
重度	>6mm	≥5mm	>根长的 1/2

在以患者全部牙为单位进行牙周炎严重程度分度时，①轻度牙周炎被定义为：≥2 个非同一个牙的邻面位点 CAL≥3mm，并且≥2 个非同一个牙的邻面位点 PD≥4mm，或者≥1 个位点 PD≥5mm；②中度牙周炎：≥2 个非同一个牙的邻面位点 CAL≥4mm，或者≥2 个非同一个牙的邻面位点 PD≥5mm；③重度牙周炎：≥2 个非同一个牙的邻面位点 CAL≥6mm，并且≥1 个邻面位

点 PD≥5mm。

二、鉴别诊断

早期慢性牙周炎需要与龈炎相鉴别,慢性牙周炎多见于 35 岁以上的成人,在患者口中有较明显的菌斑牙石和牙龈炎症,有无附着丧失和牙槽骨吸收是区别慢性牙周炎和龈炎的重要标志。

三、治疗原则

（一）清除菌斑牙石,控制炎症

清除菌斑牙石是去除牙周炎病因的首要治疗方法,目前用机械方法清除菌斑和牙石仍是最有效的方法。龈上洁治术和龈下刮治术是牙周治疗的基础,其他任何治疗手段都不能替代,只能作为基础治疗的辅助和补充手段。

（二）拔除无保留价值或预后极差的患牙

对于牙槽骨吸收超过根长 1/2 或 2/3,并且出现明显松动的患牙,应告知患者已无保留价值,应尽早拔除。

（三）消除局部和全身易感因素

凡是可能引起菌斑滞留的因素,例如不良修复体的粗糙表面,充填体悬突,修复体颈缘不密合,牙列拥挤,根面龋坏,引起食物嵌塞的智齿等,均是牙周炎发生和复发的危险因素,在治疗过程中也应尽量消除或纠正这些易感因素。吸烟患者对牙周治疗的反应通常较差,应劝导患者尽量戒烟,改变不良生活习惯。

（四）建立平衡的𬌗关系

通过对松动牙的牙周夹板固定,调𬌗等治疗使患牙消除继发性或原发性的咬合创伤而减轻松动度,改善咀嚼功能,有利于组织的修复。

（五）药物治疗

大部分患者无需局部或全身应用抗菌药物。有少数重症患者对基础治疗反应不佳或炎症急性发作,以及由于某些原因不能接受牙周基础治疗的患者,可以考虑应用抗菌药物。应尽量选择局部给药的方式,通常在完成龈下刮治后给药。

（六）牙周手术治疗

基础治疗完成后 6~8 周后应复查基础治疗的疗效,如果此时仍有部分牙位的牙周探诊深度大于 5mm,而且探诊出血,应考虑再次进行龈下刮治或视情况进行牙周翻瓣手术治疗。

(七) 修复和正畸治疗

牙周炎症控制后应联合修复治疗和正畸治疗,恢复缺失牙,提高咀嚼功能,恢复牙列形态。

(八) 疗效维护和防止复发

慢性牙周炎的疗效维持有赖于长期坚持的维护期治疗,患者应定期复诊检查牙周情况,进行相应的牙周治疗。维护期的复诊时间间隔可以根据患者的牙周炎严重程度,患者的自我菌斑控制情况来确定。

第二节　侵袭性牙周炎

侵袭性牙周炎(aggressive periodontitis,AgP)多发生于全身健康的年轻人,临床表现具有一定的特征性,疾病进展迅速,对治疗反应可能不佳,并具有家族聚集性,可分为局限型和广泛型。

侵袭性牙周炎对应了旧分类中的青少年牙周炎,快速进展性牙周炎和青春前期牙周炎。

一、诊断要点

(一) 病史

患者就诊时多为青少年或年轻成人,可能有牙龈出血史,就诊时可出现明显的牙齿松动,甚至牙齿脱落。

(二) 局限型侵袭性牙周炎的临床表现

1. 年龄和性别　多起病于青春期前后,因早期症状不明显,就诊时通常为 20 岁左右,女性多于男性。

2. 牙周组织破坏程度与局部刺激物的量不成比例　患者的菌斑牙石很少,牙龈表面的炎症轻微,与其严重的深牙周袋和牙槽骨吸收不呈正比。

3. 好发牙位　好发于第一恒磨牙和上下颌切牙,多为左右对称。而且典型的病变局限于第一恒磨牙或切牙的邻面有附着丧失,至少波及 2 个恒牙,其中 1 个为第一磨牙,其他患牙(非第一磨牙和切牙)不超过 2 个。

4. X 线片的典型表现 牙槽骨吸收局限于第一恒磨牙和切牙。第一磨牙的邻面有垂直型骨吸收,近远中同时发生垂直型骨吸收可在 X 线片上表现为弧形吸收。在切牙区牙槽骨吸收多表现为水平型骨吸收。

5. 病程发展快 本病进展速度很快,患者在 20 岁左右即已出现明显的牙齿松动或牙齿自行脱落。

6. 早期出现牙齿松动和移位 牙龈炎症轻微的情况下出现牙齿松动,是侵袭性牙周炎与慢性牙周炎的明显差异。患者可能发现切牙扇形散开,间隙增大,而同时后牙可能出现咀嚼无力和食物嵌塞。

7. 家族聚集性 家族中有多人患有此病,患者的同胞有 50% 的机会患病,具有较强的遗传背景。

(三)广泛型侵袭性牙周炎的临床表现

1. 年龄和性别 通常发生于 30 岁以下的年轻人,但也可见于 30 岁以上的成年人。

2. 好发牙位 临床上常见全口大多数牙广泛的邻面附着丧失,侵犯第一磨牙和切牙以外的牙数在 3 颗以上。

3. 有严重而快速的附着丧失和牙槽骨吸收,牙龈炎症明显,牙龈颜色鲜红,易出血,甚至溢脓,但静止期的牙龈炎症表现可能不明显。

4. 多数患者口腔卫生情况不佳,有较多的牙石和菌斑,也有部分患者口腔卫生状况较好。

5. 多数患者的牙周炎症可以通过牙周基础治疗和药物治疗得到较好的控制,少数患者对任何治疗均反应不佳,炎症难以控制,病变迅速进展直至牙齿松动、脱落。

二、鉴别诊断

侵袭性牙周炎需要与慢性牙周炎相鉴别,慢性牙周炎多见于 35 岁以上的成人,患者口腔卫生状况较差,且与牙周破坏程度一致。侵袭性牙周炎患者年龄通常小于 30 岁,口腔卫生状况较好,而牙周破坏情况较重,与患者年龄不相符,放射检查常能发现第一磨牙邻面牙槽骨的垂直型骨吸收。

三、治疗原则

(一)清除牙周致病微生物

局限型和广泛型侵袭性牙周炎的治疗原则首先是彻底清除牙周致病菌,

即通过龈上洁治、龈下刮治和根面平整去除牙周袋内的牙石和菌斑。

（二）药物治疗

在基础治疗时全身和局部应用抗菌药物能取得优于单纯洁、刮治的治疗效果，通常建议在龈下刮治术后立即口服阿莫西林和甲硝唑，在龈下刮治后的深牙周袋内放置缓释抗菌药物也可以达到更好的治疗效果。

（三）调节宿主免疫功能

在牙周基础治疗后服用补肾固齿丸能减少牙周炎复发率，增强宿主免疫功能。劝导患者戒烟也能促进牙周组织的恢复。

（四）牙周手术治疗

在牙周基础治疗完成后 6~8 周对患者牙周状况进行再评价，对于仍有探诊深度超过 5mm 且探诊出血的患牙可考虑进行牙周手术治疗。对于有垂直型骨吸收的患牙可以进行牙周引导性组织再生术，以期形成牙周新附着。

（五）正畸治疗

对于出现牙齿移位和倾斜的患者，在牙周炎控制后，可以考虑用正畸的方法将患牙排列整齐，恢复正常的牙列形态和咬合功能。

（六）维护期治疗

侵袭性牙周炎治疗后较易复发，疗效的长期保持主要取决于患者的自我菌斑控制和定期复诊，每次复诊应全面详细的检查牙周状况，并进行必要的维护期治疗。

（孟　姝）

第四章

牙周病伴发病变

牙周病的伴发病变是指牙周炎发展到一定阶段时,菌斑牙石的长期刺激、表现出的一些伴发症状,如牙周脓肿、牙周 - 牙髓联合病变等。这些症状并非独立疾病,当其累及到某些特殊解剖部位时,其临床表现具有相应的特点,诊断和治疗相对复杂。因此在治疗过程中不仅要遵循牙周炎的基本治疗原则,同时也要针对病变特点制订相应的治疗计划。

第一节　牙周 - 牙髓联合病变

牙周 - 牙髓联合病变(endo-periodontal lesions)是指同一颗牙同时存在牙周病变和牙髓病变,且病变相互影响。感染可以源于牙髓,也可以源于牙周或两者独立发生。牙周 - 牙髓联合病变可发生于任何一型牙周炎。由牙周炎引起的牙髓感染称为逆行性牙髓炎。

一、诊断要点

因感染的初始来源不同,其临床表现存在较大差异。

(一)感染初始来源于牙周

1. 自觉症状　患牙咀嚼无力或咬合疼痛,可有牙齿松动,可有自发痛、冷热刺激痛等急慢性牙髓炎的症状。

2. 牙龈外形　通常可见明显的牙龈退缩。

3. 牙周探诊　探及深牙周袋,袋底可位于根尖区。

4. 牙齿松动　多有牙齿松动,甚至可达Ⅱ度以上。

5. 牙髓活力测试　有冷热刺激痛或牙髓反应迟钝,甚至无活力。

6. 叩诊　多有水平向叩痛,可有不同程度的垂直向叩痛。

7. X 线片　可见患牙牙槽骨吸收明显,破坏可达根尖。

（二）感染初始来源于牙髓

1. 自觉症状　患牙咬合疼痛,可有自发痛、冷热刺激痛史。

2. 牙龈外形　可见瘘管或窦道。

3. 牙周探诊　多呈局部深牙周袋,病程迁徙发展,可出现广泛位点的牙周袋。

4. 牙齿松动　早期无明显松动,病程迁徙发展,可出现牙齿松动。

5. 牙髓活力测试　无活力或活力异常。

6. 叩诊　多有垂直向叩痛,可有不同程度的水平向叩痛。

7. X 线片　牙槽嵴顶处牙槽骨吸收较少,围绕根尖区可见向牙槽嵴顶变窄的烧瓶状阴影。

（三）牙周感染与牙髓感染并存

发生于同一个牙齿上各自独立的牙髓和牙周病变,病变发展到严重阶段时,两者并存且相互促进。可同时具有牙周与牙髓初始感染来源的症状。

二、治疗原则及方案

1. 判断患牙病变的程度和预后,决定是否拔除患牙。

2. 有急性期症状者先对症处理。

3. 尽量针对感染初始来源,分别按照牙周、牙髓治疗的原则,彻底消除感染。在不能确定感染来源的情况下,牙髓坏死的患牙先做牙髓治疗,配合牙周治疗;活髓牙先做牙周治疗,期间监测牙髓状况,若疗效不佳,则视情况行牙髓治疗。

具体治疗方案包括:

（1）感染初始来源于牙周:行牙周基础治疗,视牙髓活力状况选择是否行牙髓治疗。若无活力或活力迟钝,尤其是多根牙,牙周基础治疗的同时行牙髓治疗;若牙髓有较好的活力,期间监测牙髓状况,若疗效不佳,再视情况进行牙髓治疗。

（2）感染初始来源于牙髓:病程短,牙周组织仅作为排脓通道(探及局部位点的深牙周袋),单纯进行牙髓治疗;病程长,牙周袋已存在较久,患牙行牙髓治疗的同时做牙周治疗。观察数月至半年,若骨质仍无法修复或深牙周袋存在且炎症不能控制,可进行进一步的牙周治疗如翻瓣术。

（3）牙周病变与牙髓病变并存，患牙行牙髓治疗的同时做牙周治疗。观察数月至半年，若骨质仍无法修复或深牙周袋存在且炎症不能控制，可行进一步的牙周治疗如翻瓣术。

第二节　根分叉病变

根分叉病变（furcation involvement）是指牙周炎的病变累及多根牙的根分叉区，可发生于任何类型的牙周炎。发病率随年龄的增大而上升。下颌第一磨牙的发生率最高，上颌前磨牙最低。

一、诊断要点

1. 自觉症状　可有牙齿松动、咬合不适或对温度敏感。
2. 牙龈外形　分叉区可以被牙周软组织覆盖或暴露。
3. 牙周探诊　可探及不同深度的牙周袋。
4. 根分叉探诊　病变早期探针水平向可探及根分叉外形，继而发展至可用弯探针探入，严重者根分叉区牙槽骨全部吸收，探针可水平贯通根分叉区。Glickman 将根分叉病变分为Ⅳ度：Ⅰ度：探针能探到根分叉外形，但不能水平探入根分叉内，属于早期病变；Ⅱ度：探针能水平向部分进入根分叉区内；Ⅲ度：探针能水平贯通根分叉区，但它仍被牙周袋软组织覆盖而未直接暴露于口腔；Ⅳ度：探针能水平贯通根分叉区，且牙龈退缩使根分叉区直接暴露于口腔。
5. X 线片　根分叉区牙周膜间隙增宽、骨质密度减低，甚至完全的骨质透射区，但 X 线片表现一般轻于临床所见，且受投照角度、组织影像重叠等影响，需结合临床检查。Ⅰ度：通常无明显改变；Ⅱ度：一般表现为根分叉区有局限的牙周膜增宽或骨质密度有小范围的降低；Ⅲ度：通常下颌磨牙的Ⅲ度病变在 X 线片上可见完全的透影区，有时病变不明显，还需结合临床探诊，也可存在垂直型的骨吸收；Ⅳ度：与Ⅲ度病变相似，需结合临床探诊。

二、治疗原则及方案

1. 清除根分叉病变区内根面的牙石、菌斑，消除或控制局部炎症。

2. 形成有利于控制菌斑的分叉区解剖外形,防止进一步的附着丧失。

3. 对未贯通的早期根分叉病变者,可考虑牙周组织再生手术。

根据根分叉病变的程度制订治疗方案(按 Glickman 分度法):

(1) Ⅰ度病变:宜采用非手术方法控制菌斑,对患者进行口腔卫生宣教。并消除其他局部刺激因素如修复体悬突、咬合创伤、釉突或釉珠等。

(2) 浅Ⅱ度病变:通常需要手术治疗。Ⅱ度根分叉病变,根分叉区水平向骨缺损低于 3mm,尚未出现或出现轻微的垂直向骨缺损。牙龈能充分覆盖根分叉开口处者,可实施引导性组织再生术(guided tissue regeneration,GTR)。Ⅱ度根分叉病变,根分叉区水平向骨缺损低于 3mm,伴有明显的垂直向骨缺损。术后牙龈难以完全覆盖分叉区者,可以做根向复位瓣手术和骨成形术,使根分叉区充分暴露,有利患者菌斑控制,不宜只做牙周袋切除术。

(3) 深Ⅱ度、Ⅲ度和Ⅳ度病变:水平探诊深度超过 3mm 的Ⅱ度根分叉病变,以及Ⅲ度和Ⅳ度根分叉病变,采用隧道形成术、截根术或分根术等手术方法,消除牙周袋,使根分叉区充分暴露,以利菌斑控制。联合牙髓治疗、修复治疗,以达到保存患牙的目的。

第三节　牙周脓肿

牙周脓肿(periodontal abscess)是指位于牙周袋袋壁或深部牙周组织中的局限性化脓性炎症。一般为急性过程,也可表现为反复发作的慢性脓肿,是牙周炎发展到中、晚期的一个比较常见的伴发病变。

一、诊断要点

(一)急性牙周脓肿

1. 自觉症状　脓肿的早期,疼痛剧烈,可有搏动性疼痛,患牙有浮出感;脓肿后期,疼痛稍减轻。牙齿松动明显,可有局部淋巴结肿大。

2. 牙龈外观　脓肿早期牙龈红肿,表面光亮。牙龈形成椭圆形或半球状的肿胀突起。

3. 牙周探诊　可探及深牙周袋,可有脓液从袋内溢出。

4. 扪诊 脓肿的后期,表面较软,扪诊可有波动感,轻压牙龈,可有脓液从袋内流出。

5. 叩诊 叩痛明显。

6. X 线片 可见牙槽骨吸收。

（二）慢性牙周脓肿

1. 自觉症状 一般无明显症状。

2. 牙龈外观 色泽可恢复正常,牙龈表面有窦道。

3. 牙周探诊 可探及深牙周袋,可有少许脓液从袋内溢出。

4. 扪诊 压时有少许脓液从窦道处流出。

5. 叩诊 叩痛不明显。

6. X 线片 牙槽嵴顶处牙槽骨吸收较少,围绕根尖区并向牙槽嵴顶变窄的烧瓶状阴影,病程短者根尖阴影可不明显。

二、鉴别诊断

（一）牙龈脓肿

多有明显异物或刺激因素,脓肿局限于龈乳头及龈缘,呈局限性肿胀,也可有冷热敏感症状。患牙无牙周袋和附着丧失,X 线片无牙槽骨吸收。

（二）牙槽脓肿

感染来源于牙髓病或根尖周围病变,可发现牙体疾病,牙髓无活力,但患牙龈缘区牙周组织相对健康,一般无牙周袋,其脓肿范围弥散,疼痛常先于肿胀发生,病程相对较长。X 线片牙槽嵴顶处牙槽骨吸收不明显,根尖周可有骨质破坏,也可无。此外,可用牙胶尖插入瘘口,拍摄 X 线片,根据牙胶尖走行方向来判断脓肿部位是在根尖周围组织还是在牙周袋软组织内。

三、治疗原则及方案

1. 急性牙周脓肿的治疗原则是缓解疼痛、防止感染扩散以及使脓液引流,必要时全身给予抗生素;待炎症消退,应积极进行牙周治疗。

2. 慢性牙周脓肿可在洁、刮治的基础上,行脓肿切除术或翻瓣术进行彻底清创。

具体治疗方案包括:

（1）急性牙周脓肿

1）牙周袋引流：使用牙周探针或刮治器从牙周袋内壁进入脓腔。若病损小，脓液较少，可同期进行洁、刮治；若病损大，脓液引流通道难以建立，建议全身使用抗生素 3 天。洁、刮治或引流需在脓肿形成且局限、出现波动时再进行。脓腔的冲洗可用生理盐水或氯己定溶液，禁用过氧化氢溶液。嘱患者用盐水或 0.12% 氯己定溶液含漱。

2）牙龈表面引流：15 号刀片从脓肿波动最明显处的中心切开，稍微分离切口，并用手指轻压，使脓液排出。采用生理盐水或氯己定溶液冲洗脓腔。嘱患者用盐水或 0.12% 氯己定溶液含漱。

（2）慢性牙周脓肿：在洁、刮治的基础上，行脓肿切除术。一段时间后，若仍存在深牙周袋或根分叉病变，建议行翻瓣术治疗。

第四节　牙 龈 退 缩

牙龈退缩（gingival recession）是指牙龈边缘退缩至釉牙本质界根方，严重者同时有牙间乳头的退缩，致使牙根暴露和黑三角形成，该处牙槽骨也发生相应吸收，存在相应程度的附着丧失。

一、诊断要点

1. 自觉症状　冷刺激敏感或食物嵌塞。

2. 牙龈外形　牙龈有不同程度的退缩，可有炎症肿胀，也可外观健康。Miller 于 1995 年将牙龈退缩病损分成了四类：Ⅰ类：龈缘退缩未达到膜龈联合处，邻面无牙槽骨或软组织的丧失；Ⅱ类：龈缘退缩达到或超过膜龈联合，但邻面无牙槽骨或软组织的丧失；Ⅲ类：龈缘退缩达到或超过膜龈联合，邻面牙槽骨或软组织有丧失，位于釉牙骨质界的根方，但仍位于唇侧退缩龈缘的冠方；Ⅳ类：龈缘退缩超过膜龈联合，邻面骨丧失已达到唇侧龈退缩的水平。

3. X 线片　可见牙槽骨的吸收破坏。

二、治疗原则及方案

1. 首先应分析病因并消除致病因素，对患者进行相关指导如口腔卫生宣教。

2. 症状较轻，对美观影响不大的患者，一般不需处理。

3. 部分作为适应证的患牙可在牙周基础治疗后，通过膜龈手术改善。

4. 多学科联合治疗如正畸关闭邻面间隙。

具体治疗方案包括：

（1）积极寻找原因并针对病因进行治疗如调𬌗、拆除不良修复体等，并对患者进行口腔卫生宣教，教会患者正确刷牙和使用口腔保健产品。

（2）症状较轻，对美观影响不大的患者，一般不需处理。

（3）Miller Ⅰ、Ⅱ和Ⅲ度牙龈退缩，患者对美观有要求或种植体周围软组织覆盖不足等，可行膜龈手术覆盖根面。其中，Miller Ⅲ度根面可获得部分覆盖。

（4）Miller Ⅲ、Ⅳ度牙龈退缩，应防止其继续加重。

（5）牙龈退缩后继发牙本质敏感或根面龋的患者，应做对症处理。

第五节　根面牙本质敏感

根面牙本质敏感（root dentine sensitivity，RDS）是指缺乏牙骨质覆盖的牙根直接暴露于牙周袋或口腔内时，温度、机械或化学刺激可直接通过牙本质小管传入牙髓，从而产生敏感症状。

一、诊断要点

1. 自觉症状　持续时间较短的激发性疼痛，刺激去除后，疼痛即消失。

2. 牙龈外形　牙龈退缩。

3. X线片　可见牙槽骨不同程度的吸收。

二、治疗原则及方案

1. 症状轻者，可推荐患者使用抗敏感牙膏。

2. 症状严重时，可使用抗敏感制剂对症处理。

具体治疗方案包括：

（1）牙周治疗后一过性的根面敏感不需特殊处理，敏感症状轻者可推荐使用抗敏感牙膏。

（2）敏感症状严重时，可使用高浓度含氟涂料或含硝酸钾等成分的制剂局部涂布或激光脱敏。同时，患者配合使用抗敏感牙膏。

（3）患者存在牙体牙髓疾病时，应积极治疗。

第六节　呼气异味（口臭）

呼气异味（breath malodor）是指人们在呼吸时呼出令人不愉快的气味，也可直接称为口臭，临床上为避免刺激患者，常称为口气。

一、诊断要点

1. 自觉症状　口腔异味。

2. 感官法　检查者近距离可直接嗅辨患者呼出的气息，并按臭味程度定级，此法被公认是诊断口臭的金标准。

3. 仪器检测法　硫化物检测仪目前临床最常用，通过对口腔中几种主要的挥发性硫化物进行综合评价从而检测口腔异味。

二、治疗原则及方案

1. 首先应解决口源性因素。

2. 若患者口腔异味未改善，结合病史多学科会诊。

具体治疗方案包括：

（1）口源性口臭：口腔来源的异味是由于某些微生物在降解蛋白质的过程中产生的挥发性硫化物。针对口源性口臭，清除和减少口腔内微生物和供它们分解的底物是重要措施。

1）通过机械方法减少口腔内食物残渣和微生物量。行牙周基础治疗，彻底清除菌斑、牙石及菌斑滞留因素。对患者进行口腔卫生宣教，教会患者正确使用牙线、牙缝刷、漱口液、舌刮器等，并正确清洁义齿，生活中患者可使用口气清新产品如口腔喷雾、口香糖。

2）积极治疗牙体牙髓疾病、拆除不良修复体、拔除阻生智齿、治疗黏膜疾病等。

（2）非口源性口臭和假性口臭：首先应解决口源性因素。若患者口腔异味未改善，结合病史多学科会诊如胃肠科、呼吸科、耳鼻喉科、心理中心等处进行相应治疗。

（丁 一）

第五章

牙周疾病与全身疾病的关系

第一节　反映全身疾病的牙周炎

反映全身疾病的牙周炎是一组以牙周炎作为其突出表征之一的全身疾病，这些全身疾病主要包括两大类：遗传疾病（如掌跖角化 - 牙周破坏综合征、Down 综合征）和血液疾病（如白细胞功能异常，粒细胞缺乏症）。本节重点阐述一些重要而相对常见的反映全身疾病的牙周炎诊治。

一、掌跖角化 - 牙周破坏综合征

掌跖角化 - 牙周破坏综合征又名 Papillon-Lefèvre 综合征，是以手掌和脚掌部的皮肤过度角化、牙周组织严重破坏为特点的遗传性疾病。

（一）诊断要点

1. 病史　本病属于常染色体隐性遗传，父母不患该症，患者同胞可患本病，约 23% 患者父母为血缘婚姻。无性别和种族差异。

2. 临床表现

（1）皮肤病变：皮损及牙周病变常在 4 岁前出现。皮肤病变往往先于口腔病变，手掌、足底、膝部及肘部局限性的过度角化，边界清楚，常伴有红斑、脱屑、皲裂和出血，有多汗和臭汗。患儿智力发育正常。

（2）牙周病变：乳牙发育正常，但乳牙萌出不久即发生牙周病损，有深牙周袋，炎症严重，溢脓、口臭，牙槽骨迅速吸收，约在 5~6 岁时乳牙相继脱落，创口愈合正常。恒牙萌出后又相继发生牙周破坏，常在 10 多岁时即自行脱落或拔除，以致尚未成年就要配戴义齿。牙周破坏常与皮肤病变的加剧或改善相一致。

（3）其他病变：颅内异位钙化；各种感染性高，表现为反复发生疖、脓肿、脓皮病、内脏感染（肺炎、肝脓肿）等。

3. 辅助检查 X线片见牙根细而尖，牙骨质发育不良。

（二）治疗原则

本病对常规牙周治疗效果不佳，若病情加重，往往导致全口拔牙。本病的原则为消灭一切利于致病菌生存的环境。

1. 彻底的牙周基础治疗和定期维护。

2. 口腔卫生指导 强化刷牙和使用牙线，配合 0.12%~0.2% 氯己定含漱液。

3. 及时拔除受累严重的患牙。

4. 全身应用抗生素 在牙周急性炎症期，及时给予有效的抗生素控制感染。常用抗生素为四环素和红霉素，或阿莫西林联合甲硝唑。

（三）临床路径

1. 询问病史 重点询问家族史、现病史。

2. 临床检查 牙周病损情况，掌、足底、膝部及肘部等有无过度角化等皮肤病损。

3. 治疗 及时拔除受累严重患牙，牙周基础治疗及维护，全身应用抗生素，皮肤病损于皮肤科就诊。

二、Down 综合征

Down 综合征（唐氏综合征）又名先天愚型或 21 三体综合征，是以患者发育迟缓和智力低下为特点的由染色体异常所引起的先天性疾病。几乎所有患者均有严重的牙周破坏。

（一）诊断要点

1. 病史 Down 综合征的发病率与母亲的生育年龄有关，母亲生育年龄越大，本病的发病率越高。

2. 临床表现

（1）全身情况：患者有发育迟缓和智力低下。约 1/2 患者有先天性心脏病。典型的先天愚面型：面部扁平，眶距增宽，鼻梁低宽，颈部短粗。

（2）口腔表现：常有上颌发育不足、萌牙较迟、错𬌗畸形、牙间隙较大、系带附着位置过高等。牙周病变特点包括乳牙、恒牙均可受累且累及全口牙齿，下颌前牙较重，有深牙周袋，可有牙龈退缩，牙周破坏程度远超过局部刺激因素。

（二）治疗原则

彻底的牙周基础治疗和严格的菌斑控制。因患者智力低下，应特别重视对其及家人的口腔卫生指导，强调刷牙和使用牙线，可配合使用 0.12%~0.2% 氯己定含漱液或在患者有吞咽障碍时局部使用 0.1% 氯己定凝胶。

（三）临床路径

1. 询问病史　母亲是否为高龄产妇，现病史，有无智力低下、发育迟缓表现。

2. 临床检查　全身及口腔发育状况，有无先天愚面型，牙周病损。

3. 治疗　牙周基础治疗，口腔卫生指导。

三、家族性和周期性白细胞缺乏症

家族性和周期性白细胞缺乏症是一种以中性粒细胞周期性减少（粒细胞减少期一般持续 3~10 天，周期约为 21 天）为特征的罕见的血液系统疾病。

（一）诊断要点

1. 病史　本病可能具有家族性，为常染色体显性遗传；也有认为是常染色体隐性遗传。男女比例无明显差别。

2. 临床表现

（1）全身情况：婴幼儿时期就开始反复出现发热、食欲减退、咽炎、细菌感染，以及皮肤、胃肠道和泌尿生殖系统的溃疡等。

（2）口腔表现：常伴有唇、舌、颊侧黏膜和牙龈反复发作的溃疡。患者的牙周病损可累及乳牙列和恒牙列。典型表现为快速破坏的牙周炎，有时伴有乳牙和年轻恒牙牙龈的重度退缩。有些患者可表现为不典型的溃疡性龈炎，伴有牙龈瘀斑。在两个粒细胞缺乏期之间，牙龈炎症减轻。

3. 实验室检查

（1）血常规检查：粒细胞计数呈慢性周期性波动，粒细胞减少期持续3~10天。

（2）骨髓穿刺：粒细胞减少前骨髓晚幼粒细胞减少。

（二）治疗原则

1. 牙周治疗

（1）口腔卫生指导：强化刷牙和使用牙线，在粒细胞减少期，因口腔溃疡和牙龈肿痛可暂时用 0.12%~0.2% 氯己定含漱液代替机械菌斑控制。

（2）牙周基础治疗和定期维护：在粒细胞恢复期进行专业的牙周基础治疗效果比较理想，在粒细胞减少期可局部应用米诺环素辅助治疗。

（3）一般不建议手术。

2. 全身治疗　抗生素控制全身感染；建议患者血液科就诊，行专科治疗。

（三）临床路径

1. 询问病史　家族史，现病史，有无反复发热、感染等症状。

2. 临床检查　口腔反复发作的溃疡，牙周病损。

3. 辅助检查　血常规示粒细胞呈周期性波动。

4. 治疗　牙周基础治疗及维护，口腔卫生指导，血液科专科治疗，一般不建议牙周手术。

四、粒细胞缺乏症

粒细胞缺乏症又称恶性中性粒细胞减少症，是以外周血中白细胞总数持续低于 $2.0 \times 10^9/L$ 且中性粒细胞极度缺乏或完全消失（中性粒细胞绝对值多已降至 $0.5 \times 10^9/L$）为特点的继发性粒细胞减少症。

（一）诊断要点

1. 病史　本病在儿童中少见，主要见于 25 岁以上成人，由循环粒细胞突然减少引起。50% 发病者有用药史，有些病因不明，也有患者先天性发生。已知与粒细胞减少相关的药包括镇痛药、吩噻嗪、抗癫痫药、抗菌药、抗组胺药、磺胺及磺胺衍生物等。另外，放射性照射、化学药物中毒、感染或免疫性疾病均可引起继发性的粒细胞减少症。

2. 临床表现

（1）全身情况：寒战、不适、高热、喉痛和头痛等非特异的系统反应。

（2）口腔表现：牙龈可出现多处溃疡或坏死病损，不局限于龈乳头或附着龈，也可见于扁桃体和腭等其他部位，伴有剧烈疼痛，口臭。

3. 实验室检查　白细胞总数持续低于 $2.0 \times 10^9/L$，中性粒细胞绝对值多低于 $0.5 \times 10^9/L$（儿童需参考不同年龄正常值）。

（二）治疗原则

确定诊断后，需检出原发病，如药物引起的本病停药后大部分可恢复。治疗原则同家族性和周期性白细胞缺乏症。

（三）临床路径

1. 询问病史　全身疾病史。

2. 临床检查　牙龈溃疡或坏死病损。

3. 辅助检查　血常规检查提示白细胞总数持续低于 $2.0 \times 10^9/L$，中性粒

细胞绝对值多低于 0.5×10^9/L。

4. 治疗　检出原发病,如药物引发需及时停药。治疗原则同家族性和周期性白细胞缺乏症。

五、白细胞功能异常

中性多形核白细胞是机体抵御细菌感染的第一道防线,其功能发生异常时,可增加牙周炎的发生概率和严重程度,此类疾病多为遗传性疾病。白细胞功能异常包括白细胞黏附缺陷病、白细胞趋化和吞噬功能的异常。

（一）诊断要点

1. 白细胞黏附缺陷病

（1）病史:白细胞黏附缺乏病是一种少见的遗传性疾病,目前有记录的患者不足 100 人,患者常出现在近亲婚姻的家族中。

（2）临床表现:皮肤、黏膜的反复性细菌性感染,无脓肿形成,组织愈合差,病变严重程度取决于白细胞黏附分子的表达水平。白细胞黏附缺陷病可分为两型,Ⅰ型表现为弥漫型青春前期牙周炎,可影响乳牙列和恒牙列,部分在青春前期的牙周状况正常;Ⅱ型易患复发性细菌感染、中性粒细胞增多症和重度早发性牙周炎。

（3）实验室检查:外周血中性粒细胞显著增高,感染时尤为明显,可高达正常人的 5~10 倍。

2. 白细胞趋化和吞噬功能的异常　掌跖角化 - 牙周破坏综合征和 Down 综合征患者牙周组织的严重破坏可能与白细胞的趋化异常有关,也有报道 Down 综合征患者白细胞吞噬功能也降低。

（二）治疗原则

治疗原则无特殊,同家族性和周期性白细胞缺乏症。

（三）临床路径

1. 询问病史　父母是否为近亲婚姻,全身疾病史,现病史。

2. 临床检查　皮肤、黏膜反复感染,牙周病损。

3. 辅助检查　外周血中性粒细胞增高或白细胞趋化功能异常。

4. 治疗　同家族性和周期性白细胞缺乏症。

六、糖尿病

糖尿病是与多种遗传因素有关的内分泌异常,是仅次于年龄、牙石的第三位牙周炎危险因素。糖尿病主要影响牙周炎的发病和进程,血糖控制不佳的患者,其牙周组织炎症较重。

（一）诊断要点

1. 病史　患者多有多饮、多食、多尿及不成比例的体重减轻。

2. 临床表现

（1）口腔表现:唾液分泌减少,口唇和黏膜干燥及口腔菌群组成的改变。

（2）牙周表现:血糖控制不佳的牙周炎患者牙周组织炎症较重,龈缘红肿呈肉芽肿增生,易出血和发生牙周脓肿,牙槽骨破坏迅速,导致深牙周袋和牙松动。血糖控制后,牙周炎的情况有所好转。

3. 实验室检查

（1）随机血糖浓度≥11.1mmol/L。

（2）空腹血糖≥7.0mmol/L。

（3）在糖耐量测试中,服用75g葡萄糖2小时后血糖浓度≥11.1mmol/L。

患者兼有糖尿病症状和牙周炎表现,加上实验室检查（1）~（3）中任一条,即可诊断为伴糖尿病的牙周炎。

（二）治疗原则

牙周系统治疗前应详细了解糖尿病患者的诊断类型、病程长短、用药史、血糖监控状况、血糖控制水平、有无糖尿病并发症等信息。宜遵循多次、短时、基础治疗为主的基本原则。复杂的牙周治疗必须在血糖已控制的情况下或在内科医师合作下进行;对于牙周发生急性感染需切开引流的血糖控制不佳者,应预防性给予抗生素,并只作应急治疗。

糖尿病患者的牙周管理,包括牙周治疗的时机选择,详见第八章第三节。

（三）临床路径

1. 病史　糖尿病症状（多饮、多食、多尿及不成比例的体重减轻）;已确诊糖尿病者,详细了解其诊断类型、病程长短、用药史、血糖监控状况、血糖控制水平、有无糖尿病并发症。

2. 临床检查　牙周病损情况,包括牙龈色、形、质改变,牙龈出血、牙周袋深度、牙槽骨吸收、牙齿松动等。

3. 辅助检查　重点检查空腹血糖和糖化血红蛋白,为牙周治疗时机的选择提供依据（详见第八章第三节）。

4. 治疗　对伴糖尿病的牙周炎患者,重点在于血糖控制,血糖控制良好（空腹血糖4.4~7.0mmol/L,糖化血红蛋白≤7.5%）,牙周治疗同全身健康者。

七、艾滋病

艾滋病全称为获得性免疫缺陷综合征（acquired immune deficiency syndrome，AIDS），源自于人类免疫缺陷病毒（human immunodeficiency virus，HIV）感染后，导致免疫系统被破坏，进而促成多种临床症状，约有30%的艾滋病首先在口腔出现症状，其中不少位于牙周组织。

（一）诊断要点

1. 病史　患者多有冶游史、静脉吸毒史、血液制品使用史等。

2. 临床表现

（1）全身表现：无故发热、疲劳、食欲缺乏、消瘦、体重下降、睡眠时冒汗等全身症状，不明原因的淋巴结肿大，各种感染风险高。

（2）口腔改变包括毛状白斑、口腔念珠菌病和口腔 Kaposi 肉瘤等。

与 HIV 感染有关的牙周病损包括以下三种：①线形龈红斑（linear gingival erythema，LGE）：在牙龈缘处有明显的鲜红的宽约 2~3mm 的红边，在附着龈上可呈瘀斑状，极易出血，对常规治疗效果不佳。但此病损也偶见于非 HIV 感染者，需仔细鉴别；②坏死性溃疡性龈炎（necrotizing ulcerative gingivitis，NUG）：AIDS 患者所发生的 NUG 临床表现与非 HIV 感染者十分相似，但病情较重，需结合血清学等检查；③坏死性溃疡性牙周炎（necrotizing ulcerative periodontitis，NUP）：NUP 以牙龈组织的坏死和牙槽骨的快速破坏为特点，常导致牙槽骨的暴露。NUP 可发生于任何牙位，通常只侵及少数牙，但到了晚期，$CD4^+T$ 细胞严重缺陷时，NUP 也可呈弥漫性破坏。

3. 实验室检查　HIV 抗体检测是 HIV 感染诊断的金标准。龈下菌斑中可检出较多的白色念珠菌。

（二）治疗原则

1. NUG 和 NUP　常规牙周治疗；全身使用抗生素，首选甲硝唑 200mg，3~4 次/天，共服 5~7 天；0.12%~0.2% 氯己定含漱液。

2. LGE　常规牙周治疗的反应较差，可全身使用抗生素。

（三）临床路径

1. 询问病史　冶游史、静脉吸毒史、血液制品使用史等，全身疾病史，现病史。

2. 临床检查　口腔病变包括毛状白斑、口腔念珠菌病和口腔 Kaposi 肉瘤，牙周病损包括线形龈红斑、坏死性溃疡性龈炎、坏死性溃疡性牙周炎。

3. 辅助检查　HIV 抗体检测可确诊 HIV 感染。

4. 治疗　牙周基础治疗,全身使用抗生素。

（王　骏）

第二节　牙周医学

　　牙周医学（periodontal medicine）意旨牙周病与全身健康或疾病的双向关系,即牙周病可能影响全身健康或疾病,而全身疾病也能影响牙周健康或疾病。大量研究证实,某些全身疾病或状况,如糖尿病、妊娠期等对牙周病具有显著的影响。牙周病对人体全身健康或疾病（如糖尿病、心血管疾病）的影响也成为近年研究的热点。本节重点介绍牙周病对全身健康和疾病的影响,全身疾病对牙周健康或疾病的影响及相应治疗原则详见第八章特殊人群的牙周管理。

　　近年来大量研究表明牙周感染可能是心血管疾病、糖尿病、妊娠并发症、类风湿关节炎、胃炎、直肠癌等疾病的危险因素。因此,牙周治疗的理念也应发生相应的改变,牙周治疗除阻断疾病发展并防止拔牙、重建牙周组织功能与外形、促进牙周组织再生外,还应达到长期有效控制感染的目标,积极预防再感染和治疗已形成的牙周感染灶,消除与全身健康有关的危险因素。

一、心血管疾病

　　牙周炎患者牙周袋内的细菌可通过袋内破损的溃疡面进入全身循环系统。血链球菌等草绿色链球菌在感染性心内膜炎患者心内膜中检出,与心内膜炎发生发展密切相关。此外,在动脉粥样硬化斑块中可检出牙周细菌,如牙龈卟啉单胞菌、齿垢密螺旋体、伴放线聚集杆菌等。牙周细菌本身的黏附、侵袭力及感染引起的炎症介质均可在心血管疾病的发生发展中起到一定的作用。随着对心血管疾病认识的加深,人们意识到心血管病的病因不是单纯的与遗传和饮食等相关,而是有感染因素参与的多病因模式,鉴于牙周炎与心血管疾病的密切关系,通过保持口腔卫生、积极预防和治疗牙周病将有利于心血管疾病的预防和控制,对维护全身健康具有重要意义。

二、糖尿病

大量研究表明,炎症和胰岛素抵抗之间存在密切的联系,牙周炎作为人体患病率很高的慢性炎症性疾病,很可能在糖尿病的发生发展中起到一定作用。越来越多的证据显示,相较于牙周健康或轻度牙周炎,重度牙周炎是导致糖尿病发病的危险因素。回顾分析多项临床随机对照研究发现,通过治疗和控制牙周炎,可使 HbA1C 平均降低约 0.4%,其效果相当于增加服用一种降糖药,从而改善糖尿病患者的病情。鉴于牙周病与糖尿病的密切关系,美国糖尿病协会把询问和了解糖尿病患者的牙病及治疗计划情况列入糖尿病的诊治规范中。口腔医师在糖尿病患者就诊时,应向其说明严重的牙周炎会增加血糖控制的难度,并给予积极的牙周治疗。建议糖尿病牙周炎患者建立良好的口腔卫生习惯,定期进行牙周维护治疗。

三、早产和低出生体重儿

研究发现,在早产妇的羊水中具核梭杆菌的检出率明显升高,且分离株不同于阴道中的具核梭杆菌菌株,却更接近于龈下菌斑中的菌株,提示牙周感染与早产之间的相关性;此外,研究发现,分娩低出生体重儿的产妇牙周附着丧失水平大于分娩正常体重儿的产妇,患重症牙周炎的孕妇生产低出生体重儿的风险增高了 7.5 倍。有效的牙周治疗可能通过降低局部及全身炎症因子的含量,延长孕期、降低早产的发生率。美国牙周病学会建议所有怀孕或计划怀孕的妇女都进行牙周检查,尽早预防和治疗牙周疾病对防止早产的发生具有重要意义。

四、类风湿关节炎

类风湿关节炎是一种病因未明的以滑膜炎症和关节破坏为主的自身免疫性疾病。近年的研究证据显示,牙周病的范围和严重程度与类风湿关节炎密切相关。牙周病患者较无牙周病者的类风湿关节炎患病率高,而类风湿关节炎患者患重度牙周炎的患病率较无类风湿关节炎者高。类风湿关节炎的主要发病机制为肽基精氨酸脱亚胺酶(PADI)催化蛋白瓜氨酸化,机体产生抗瓜氨酸化蛋白的自身抗原(ACPA),导致自身免疫性炎症。研究发现,牙龈卟啉单胞菌和伴放线聚集杆菌均可通过不同途径导致 ACPA 产生,最终导致关节滑膜的炎症。因此,对牙周病的预防和治疗,可能对防治类风湿关节炎产生积极的效应。

五、消化道疾病

俗话说"病从口入"，口腔直接与胃肠道相通，牙周大量细菌均可随食物和吞咽动作进入消化道。幽门螺杆菌是慢性胃炎、胃溃疡的病原菌。有研究报告口腔中的幽门螺杆菌与同一患者胃中的幽门螺杆菌有相同的基因型。伴有牙周炎的胃病患者在进行三联用药根除胃幽门螺杆菌时，结合牙周基础治疗可有效提高 0.5~1 年的胃幽门螺杆菌根除率，表明牙周治疗对慢性胃炎、胃溃疡治疗具有积极的辅助作用。

此外，牙周炎与结直肠癌的联系也不容忽视。流行病学调查发现，牙周病是引起结直肠癌的危险因素。来自牙周的具核梭杆菌在结肠癌患者的粪便中检出量显著高于健康对照者，且癌变部位检出量显著高于癌旁组织。进一步的研究发现，具核梭杆菌可促进癌细胞生长，加速结直肠癌的恶化。牙周病的治疗很可能有利于结直肠癌的预防和治疗。

（段丁瑜）

第六章

牙周科检查技术

　　传统的病史采集、临床检查是牙周病诊断的基础,但牙周病并非一个持续的过程,其变化和发展不规律。而牙周检查对于揭示疾病本质、优化治疗方案、评价治疗效果等具有重要意义。

第一节　病　史　采　集

一、系统病史

(一)出血性疾病

　　询问出血方式(自发性出血或刺激后出血)与出血有关的全身性疾病(如血小板减小性紫癜、血友病、急性白血病等)、长期服用抗凝药及与凝血机制有关的疾病如肝硬化、脾亢、高血压等。

(二)内分泌系统疾病

　　询问患者是否有糖尿病、类风湿关节炎及相关症状;妇女应询问月经史,是否长期服用避孕药,是否在孕期以及与月经、怀孕、绝经有关的口腔症状,如口腔溃疡、牙龈出血症状等。

(三)心血管疾病

　　是否已确诊为心血管疾病,何种疾病及服药史。

(四)感染性疾病

　　肝炎、结核、梅毒、HIV 等。

（五）过敏史及嗜好

食物、药物过敏史，尤其是局麻药及抗生素类药物。吸烟史及吸烟量、饮酒量。

（六）服药史

是否长期服用降压药、抗凝药、避孕药、双磷酸盐类药、器官移植后使用的抗排异药等。

二、口腔病史

（一）牙周病史

1. 起病时的情况、发病时间、可能的诱因、发病缓急等，如"牙龈自发性出血数天"与"刷牙出血半年"就可能是两种不同疾病。

2. 主要症状的特点　包括主要症状的部位、范围、程度、阵发性或持续性、持续时间及缓解方法等。

3. 伴随症状　不同的疾病可能有相同或类似的主诉，伴随症状能为准确诊断提供依据。

4. 治疗经过及反应　询问是否做过治疗、做过何种治疗、用过何种药物、疗效如何等。

5. 家族史　家族中父母、兄弟姐妹的牙周病史情况。尤其是对发生在青春期前后的牙周炎、侵袭性牙周炎、牙龈纤维瘤病、Down 综合征等患者应着重询问家族中有无相同症状者。

（二）询问其他的口腔疾病状况

询问除牙周组织以外的口腔疾病状况，如牙体牙髓病、口腔黏膜病、颞下颌关节病、口腔正畸治疗史、义齿修复情况、拔牙史及拔牙原因、食物嵌塞的部位、有无夜磨牙、吐舌不良习惯等。是否服用相关药物、疗效如何等。

（黄　萍）

第二节　牙 周 检 查

一、牙周检查器械

（一）口镜

用以牵引或拨压唇、颊、舌等软组织以利检查或手术,反映视线不能直达部位的影像。

（二）探针

可根据需要选择不同形式的探针。

1. 牙石诊断探针　用于检查龈袋(牙周袋)下牙石分布及量、牙体情况、根面粗糙度及充填体或修复体等其他部位。

2. 钝头带刻度的牙周探针　探查牙周袋的深度(probing depth,PD)附着水平(attachment level,AL)、探诊后出血(bleeding on probing,BOP)、附着龈或角化龈宽度、膜龈联合位置等,是目前临床上评价牙周破坏程度的主要方法。第三代 Florida 探针是由探针、脚闸、数据转换器和计算机存储系统组成。

3. 根分叉刻度探针　又称 Nabers 探针。探测根分叉处牙周组织破坏程度及根分叉结构。

4. 普通探针　用以检查龋洞,牙齿敏感区、探测牙周盲袋和窦道等。

（三）镊子

用于检查牙齿动度。

（四）牙线

用于检查邻面接触关系及触点是否正常。

（五）咬合纸及薄蜡片

检查咬合高点。

二、口腔卫生状况

（一）菌斑的检查

常用的菌斑显示剂有四碘荧光素、品红溶液。菌斑染色后观察并记录软垢和菌斑的分布及量。

菌斑指数(PLI)由 Silness 和 Löe 在 1964 年提出,用于评价口腔卫生状况和衡量牙周病防治效果。每个牙需分为远中颊、颊面中央、近中颊和舌面 4 个区,分别计分。

记分标准:

0 = 龈缘区无菌斑;

1 = 龈缘区的牙面有薄的菌斑,但视诊不可见,若用探针尖刮牙面可见牙菌斑;

2 = 在龈缘或邻面可见中等量菌斑;

3 = 龈沟内或龈缘区及邻面有大量软垢。

（二）牙石的检查

分为龈上牙石和龈下牙石(表 6-1)。龈上牙石呈现出黄色、棕色、龈下牙石呈褐色或者黑色。

表 6-1　龈上牙石与龈下牙石的区别

	龈上牙石	龈下牙石
位置	龈上	龈下
检查	肉眼可见	探针探查
成分	来源于唾液	来源于血清
质地	较硬	坚硬
颜色	黄色、棕色	褐色或黑色
附着	易剥离	很牢,不易剥离

牙石指数(calculus index,CI)是简化口腔卫生指数的一部分。检查时分别检查每个牙的颊、舌侧两个面。计分如下:

0 = 无龈上、龈下牙石;

1 = 龈上牙石覆盖牙面不超过 1/3 ;

2 = 龈上牙石覆盖牙面超过 1/3,但不超过 2/3 或牙颈部有散在龈下牙石;

3 = 龈上牙石覆盖牙面超过 2/3 或龈下牙石连续而厚。

三、牙龈状况

牙龈的检查应包括牙龈的颜色、形态、质地、出血、有无溢脓、有无牙龈退缩、附着龈或角化龈情况等。

（一）色、形、质检查

详见第一章。

（二）牙龈剥脱性病损

可能是扁平苔癣所致牙龈糜烂或大疱性疾病在牙龈上的表现。

（三）牙龈缘的位置

牙龈缘位置受生理和病理改变的影响。正常生理情况下,随着年龄增长,结合上皮位置逐渐向根方迁移,牙龈缘的位置也发生相应的根移。

（四）牙龈出血

探诊后牙龈是否出血,是判断牙龈有无炎症的较客观指标,特别是将探针插入牙周袋底后是否出血已是普遍被业内接受的评估龈下炎症的方法。常用的记录和评判牙龈出血程度的指标有牙龈指数、牙龈出血指数、龈沟出血指数以及 BOP 阳性百分率。

1. 牙龈指数（GI） 为 Löe 和 Silness 于 1967 年修订。该指数只观察牙龈情况,检查牙龈颜色和质地的改变以及出血倾向。

记分标准:

0= 牙龈健康;

1= 牙龈轻度炎症:牙龈的色有轻度改变并轻度水肿,探诊不出血;

2= 牙龈中等炎症:牙龈色红,水肿光亮,探诊出血;

3= 牙龈严重炎症:牙龈明显红肿或有溃疡,并有自动出血倾向。

2. 牙龈出血指数 Löe H 和 Silness 1963 年所发表,说明牙龈缘在近中、远中、颊侧、舌侧 4 个区域的情况。

记分标准:

1 级:充血、用探针探不出血;

2 级:中度炎症:牙龈出血、水肿、光滑、探之出血;

3 级:重度炎症:牙龈充血、水肿、溃疡、有自发出血。

3. 龈沟出血指数（SBI） 龈炎时,一般都有红肿现象,但龈沟出血则是龈炎活动期的表现,因此,Mühlemann 和 Son 认为根据龈沟出血情况对牙龈进行评价更能反映龈炎的活动状况,提出了龈沟出血指数。

记分标准:

0= 龈缘和龈乳头外观健康,轻探龈沟后不出血;

1= 龈缘和龈乳头呈轻度炎症,轻探龈沟后不出血;

2= 牙龈呈轻度炎症,有颜色改变,无肿胀或水肿,探诊后点状出血;

3= 牙龈呈中度炎症,有颜色改变和轻度水肿,探诊后出血,血溢在龈沟内;

4= 牙龈呈重度炎症,不但有色的改变,并且有明显肿胀,探诊后出血,血溢出龈沟；

　　5= 牙龈有色的改变,明显肿胀,有时有溃疡,探诊后出血或自动出血。

　　4. 探诊出血(BOP)　根据探诊后有无出血,记录 BOP 阳性或阴性,作为牙龈有无炎症的客观指标。

四、牙周探诊

（一）探诊内容

　　1. 牙周袋情况　分布范围(单面袋、复合袋、复杂袋),袋类型(骨上袋、骨下袋、凹状袋),袋深度。

　　2. 龈下牙石的有无及分布。

　　3. 牙根面有无龋坏。

　　4. 袋内容物的性质　是否易出血、是否为化脓性(活动期)。

　　5. 根分叉区的情况　有无釉珠、根柱的长短、根分叉大小、牙根粗细、根分叉受累的情况。

　　6. 附着龈或角化龈宽度及厚度。

（二）记录和评价主要指标

　　1. 探诊深度(probing depth,PD)　使用专用的牙周探针所测得的龈袋或牙周袋的深度,即龈缘至袋底或龈沟底的距离,探诊深度与龈下菌斑生物膜和炎症状况关系密切,是重要的牙周临床指标。

　　牙周袋深度的记录方法:牙周探针的刻度总数有规定,一般为 10mm,记录时读出露在牙周袋外面的 mm 数。牙周袋深度 =10mm– 露出数。

　　2. 牙周附着水平(attachment level,AL)　是龈沟底或牙周袋底至釉牙骨质界的距离,是反映牙周组织破坏程度的指标,是区别龈炎和牙周炎的一个重要标志。

　　附着丧失量的记录方法:当龈缘位于釉牙骨质界冠方时,附着丧失量 = 牙周袋深度 – 龈缘至釉牙骨质界的距离;当龈缘釉牙骨质界根方时,附着丧失量 = 牙周袋深度 + 龈缘至釉牙骨质界的距离。

　　3. 附着龈和角化龈宽度的检查　附着龈的宽度即龈沟底到膜龈联合的距离,可用牙周探针进行测量。

（三）探诊时注意事项

　　1. 要有稳定的支点,以免探针刺伤软组织。

　　2. 探诊力量要适当,20~25g,不可过大,以免探诊深度失真并引起疼痛和损伤。

3. 探测的位置和角度要正确,多采用进针方向与牙长轴较为一致的方向,并使探针紧贴牙面;但在探诊邻面时,由于接触点的干扰,探针可顺接触点外侧向龈谷方向做一定程度的倾斜,以便探明有无凹坑状缺损及邻面牙周袋。

4. 以提插式方式移动探针。

5. 探诊应有一定的顺序 全口牙周探诊应按牙面的一定顺序完成,如先依次完成唇颊面,再完成舌腭侧面探诊;每个牙面探诊也应有一定的顺序,如从该牙面的远中→中央→近中,再进行下一牙面的探诊。

五、牙齿松动度检查

牙齿松动度的检查方法是前牙用口腔科镊夹住切端,做各种方向上的摇动;后牙闭合镊子,尖置于𬌗面中央,推动牙齿向各个方向摇动。

记录方法:

1. 按松动幅度

Ⅰ度松动:松动幅度大于生理动度,但在 1mm 内;

Ⅱ度松动:松动幅度在 1~2mm 内;

Ⅲ度松动:松动幅度大于 2mm 内。

2. 按松动方向

Ⅰ度松动:仅有唇(颊)舌(腭)方向松动;

Ⅱ度松动:除唇(颊)舌(腭)方向松动外,还有近远中向松动;

Ⅲ度松动:在唇(颊)舌(腭)、近远中及牙垂直向均有松动。

六、早接触、𬌗干扰的检查

(一)𬌗及咬合功能的内容

1. 牙列的完整,中线的位置,覆𬌗、覆盖度,牙齿排列。

2. 牙齿有无过度的不均匀磨耗、小平面等。

3. 从 MCP 到 ICP 有无滑动和偏移。

4. 前伸及侧方运动过程中有无早接触或𬌗干扰。

(二)检查方法

1. 望诊 可初步确诊早接触点的部位,有早接触点部位的牙齿常有不规则的龈退缩、龈裂、龈缘突等,一些明显松动的牙齿在做咬合运动时可见到明显的动度和牙龈短暂的苍白(血管受压,血液暂时挤出血管所致)。

2. 扣诊　示指指腹横置在唇侧牙弓上近牙龈部,嘱咬合,有早接触牙震动度增加。

3. 咬实物

(1) 咬蜡片:检查牙尖交错位时的早接触,观察咬合后蜡片上留下的印记,早接触部位即印迹薄而透明或咬穿的部位。

(2) 咬合纸法:可用来检查各种咬合运动(牙尖交错位、前伸拾、侧方拾)时的早接触点。方法为将脱色纸置于上下牙咬合面之间,嘱做各种咬合运动,早接触点的部位牙齿着色较深,严重时可将咬合纸咬穿,留下中间白、周围着色重的表现。

4. 其他方法　如光咬合法、研究模型法。

七、食物嵌塞的检查

1. 患者能明确指出嵌塞的牙位。

2. 用探针检查嵌塞部位有纤维性食物或食物碎块。

3. 局部龈乳头有炎症表现。如果龈乳头退缩,多引起水平型食物嵌塞。

4. 在嵌塞部位检查可能发现邻面龋;重度磨耗造成边缘嵴磨耗;邻面接触区增宽,外展隙变窄;对颌牙有充填式牙尖或锐边缘嵴;牙齿的移位或排列不齐。

5. 用牙线通过接触区时,毫无阻挡地通过邻面接触区。

6. 牙齿磨损(按 Smith 提出的咬合面磨损分度法可分为 4 度)。

1 度 = 拾面仅釉质磨损

2 度 = 牙本质暴露

3 度 = 牙尖已磨平

4 度 = 牙冠已磨损 1/2 或大于 1/2

八、X 线检查

(一) 根尖片

在口腔临床中,根尖片传统摄影技术投入少、可操作性强,又具有良好的影像对比度及层次,是牙齿、牙周病变诊治的重要手段。可观察牙槽骨的吸收类型和程度,如水平型、垂直型、混合型、凹坑状,牙槽嵴顶形态;牙槽嵴顶有无变平、高度降低(正常时距釉牙骨质界 1~2mm,>2mm 者为异常)及牙槽骨骨质有无疏松;牙槽骨硬板完整性:有无连续性中断及密度降低或增高(修复表现);

牙周膜间隙情况（0.15~0.38mm 为正常）：有无扩大或缩小（骨增生、骨性粘连）。

（二）殆翼片

胶片放置及固定：投照前牙时，胶片直放在被检查牙的舌侧，嘱患者切缘对切缘咬住翼片固定；投照后牙时，胶片横放在被检查牙的舌侧用正中颌位咬住翼片固定。此片主要显示上下牙的牙冠部。主要用于前磨牙和磨牙区检查。此外，还可清晰地显示牙槽嵴顶，可用于确定是否有牙槽嵴顶的破坏性改变。

（三）曲面体层片

被检查部位放在一个圆的运动的中心，X 线管和胶片分别放在圆周的对称点，X 线管、头颅、胶片三者以规定距离相对处于同一轴线上。X 线管和胶片作反方向的旋转运动。此片位适用于观察牙周病时牙槽突的吸收情况。

（四）CBCT

CBCT（cone beam CT）是锥形束投照计算机重组断层影像设备，可测量牙槽骨的高度、宽度，并纵向分析牙周组织的改变情况。

九、牙周系统病历的记录

（一）详细病史和个人信息

病史以牙周病史为主，同时包括相关的口腔病史、口腔治疗史及系统病史。

（二）详细的牙周检查记录

检查以对牙周组织改变的观察为主，记录包括牙周组织、黏膜组织、相关口腔疾病（龋病、根尖周病、瘘管）、口内充填体、修复体、种植体及正畸装置、颞下颌关节及血液检查等。

（三）X 线片和口内照片

拍摄 X 线片（包括根尖片 14 张、全景片）及口内照片。

（黄　萍）

第三节　牙周辅助检查

传统的病史采集、临床检查是牙周病诊断的基础，但牙周病并非一个持续的过程，其变化和发展不规律。而牙周辅助检查对于揭示疾病本质、优化治疗方案、评价治疗效果等具有重要意义。本节将介绍一些常见的牙周辅助检查方法。

一、微生物学检查

牙周炎是以厌氧菌为主的感染性疾病,不同类型的牙周炎,其菌斑微生物的组成和数量常有不同。对一些重症患者,或怀疑处于疾病活动期者,或对常规治疗效果不佳者,可在临床基本检查外,同时检测牙周袋内的优势微生物,通过药敏试验选择敏感的药物进行治疗或以微生物检查评价疗效。检查方法如下:

(一)培养技术

细菌培养是微生物学检查最基本且可靠的方法。通过培养可检测菌斑中的优势菌,同时可进行抗菌药的敏感试验。但细菌培养过程繁琐,花费较大。另外,不是所有牙周袋中的微生物都能被培养成活,因此可出现假阴性结果,而且培养后的细菌特性与其在口腔中的特性也不完全一致。

(二)涂片检查法

将菌斑样本在载玻片上涂成薄片,直接在显微镜下观察,初步了解菌斑的细菌组成。该方法便捷,但不能鉴别细菌的种属和性质,不能检出特异性病原菌。牙周病常用的涂片检查法包括:

1. 暗视野显微镜检测法　此法可根据螺旋体和能动菌的百分比判断牙周病的程度及评价疗效,但要求从取样到观察在 30 分钟内完成。当螺旋体的百分比大于 15% 或螺旋体加能动菌比例大于 20% 时,说明牙周感染较重。

2. 刚果红负性染色法　此法可在深蓝色背景中清晰显示白色菌体,便于计数和记录。涂片可保存相当时间供继续观察,但不能观察能动菌。

二、龈沟液检查

牙龈有炎症时龈沟液量增加,成分也会发生变化。对龈沟液的量和成分进行检测,对于牙周炎的诊断、疗效的监测和预测疾病发展有重要意义。龈沟液取样简便无创,又能重复采样,易被患者接受。检查方法如下:

(一)龈沟液的采集方法

龈沟液的采集方法一般有龈沟液冲洗法、滤纸条法和微吸管法。滤纸条法是目前最常用的方法。滤纸条法又分为沟内法和沟外法,沟外法避免了滤纸插入时对龈沟上皮的物理性刺激,但获得的龈沟液量较少,可能导致龈沟液被唾液污染；沟内法较沟外法获得的龈沟液量多,故一般选择沟内法,但是沟内法对局部的刺激可能会造成血清成分污染。沟内法指的是把自制或是专用滤纸条插入颊侧近中或远中牙周袋或龈沟内,直到遇轻微阻力为止。

（二）龈沟液的定量方法

临床上判断龈沟液量是根据各种指数来判断的,但带有主观性,故龈沟液的定量分析已成为龈沟液检查的重要内容。定量龈沟液的方法有龈沟液测量仪分析法、茚三酮染色定量法和称重法。以上三种方法都先要用一定宽度和长度（一般 2mm×8mm 或 2mm×10mm）的滤纸条放入龈沟中一定时间（一般为 30 秒）,然后测定滤纸条上的龈沟液量,其中以龈沟液仪的测量最为精确和方便。

（三）龈沟液的成分分析

目前认识到龈沟液中,有 5 类与牙周组织炎症性破坏有关的物质:①龈下细菌及其代谢产物;②感染和免疫反应产物;③炎症细胞释放的蛋白水解酶及其他物质;④死亡细胞释放的各种酶;⑤牙周组织降解产物。它们中的一些成分有可能作为早期判断牙周病变活动性的敏感指标。

三、口气检测

呼气异味（口臭）指从口腔或其他充满空气的空腔,如鼻、鼻窦、咽所散发出的臭气。临床发现牙周炎患者往往带有不同程度的呼气异味。牙周袋是产生挥发性硫化物的重要部位,其中硫化氢、甲基硫醇和二甲基硫是最主要的成分。检查方法详见第四章第六节。

（王　骏）

第七章

牙周科治疗技术

第一节 牙周病危险因素评估

牙周病是多因素引起的牙周组织慢性炎症性疾病,牙菌斑生物膜是其发生的始动因素,此外,牙周病的发生发展还与宿主先天或后天的因素以及一些环境、社会心理因素等相关,包括遗传特征、种族、年龄、性别、吞噬细胞数量或功能缺陷、个人行为或生活方式、心理因素、环境因素和某些全身疾病等。因此,在牙周病的检查过程中,危险因素评估是重要的组成部分,有利于治疗计划的制订和对预后的判断,并应根据患者每次复诊的危险因素再评估相应地调整治疗计划和重新判断预后。

一、牙周病的危险因素

（一）不可控因素

1. 年龄　随着年龄的增加,牙周组织的血运、细胞数量和功能都有所降低,防御和修复能力相应下降。加上牙周病通常随着时间逐步进展,老年人的牙周病患病率和严重程度均高于年轻人。

2. 种族　非洲裔易感侵袭性牙周炎。

3. 遗传因素　重度牙周炎家族史、易感基因携带者。

（二）局部刺激因素

1. 牙菌斑生物膜　临床上简称菌斑,是牙周病的始动因子。菌斑控制应贯穿牙周治疗和维护的始终,对牙周治疗的疗效有重要的决定性作用。

2. 牙石　由菌斑和其他牙面沉积物矿化形成。牙石的表面为菌斑的进一步积聚和矿化提供了粗糙的表面,牙石的多孔结构还容易吸附细菌毒素,因此,牙石是牙周病发展的一个重要致病因素。

3. 食物嵌塞 一方面通过机械刺激和压迫影响牙周组织健康,另一方面嵌塞的食物成为供细菌繁殖的温床,加重细菌感染,导致牙周组织的炎症和破坏。

4. 殆创伤 长期的殆创伤会加重、加快牙周组织的破坏。

5. 解剖因素 各种有利于局部菌斑滞留或造成牙周组织损伤的因素,包括软组织、牙体组织和骨组织的解剖异常。牙颈部釉突釉珠、畸形舌侧沟、根面沟、根面凹陷、磨牙根分叉结构(例如根柱长度、根分叉夹角);骨开裂、骨开窗;附着龈过窄或缺失、系带附着过高;牙齿位置异常、拥挤和错殆畸形等。

6. 其他 充填体悬突、不良修复体边缘、不恰当的正畸治疗等。

(三)全身因素

1. 糖尿病 是牙周病重要的危险因素。血糖控制不佳的患者,牙周感染不易控制、组织愈合能力差。

2. 骨质疏松 骨质疏松不直接导致牙周病,但骨质密度下降可能增加了牙槽骨吸收的风险,骨质疏松是否是牙周病的真正危险因素还需进一步的研究证实。

3. 艾滋病 艾滋病患者免疫功能存在重大缺陷,牙周治疗后会出现伤口的延期愈合,感染不易控制。

(四)行为习惯和心理因素

1. 吸烟 是牙周病的重要危险因素,它可加重牙周炎病变的严重程度,对牙周炎的各种治疗效果产生负面影响,增加牙周炎的复发率。

2. 口呼吸 口呼吸患者因为口腔干燥、牙龈表面外露,缺乏自洁作用,使菌斑容易堆积而引起牙龈发炎和增生。

3. 心理压力 压力可增加牙周病的易感性。心理压力会增加肾上腺皮质激素的分泌,抑制机体的免疫功能。此外,心理压力可改变个人卫生习惯,间接导致菌斑控制不佳,进一步加重牙周病。

4. 患者依从性差 患者的依从性是影响牙周病预后的极为重要的因素。若患者不能按计划复诊,牙周病的控制得不到及时的监控和进行定期的维护治疗,可导致牙周病发生进展的风险明显提高。

二、牙周病危险因素评估系统

人群对牙周病的易感性存在巨大差异,对牙周危险因素进行综合评估是牙周病诊断和治疗中重要的环节。将各种主要的牙周危险因素结合在一起进行多因素的综合评定,有助于口腔医师客观地对患者牙周炎病情的现状进行了解,对牙周炎进一步发展或复发的危险进行预估,是制订下一步治疗计划和确定维护治疗间隔时间的重要依据。

目前临床最常用的 Lang/Tonetti 网状图可形象的表现牙周病风险的大小。该评估系统包括以下 6 个参数,每个参数又分为低、中、高三个危险级别:

1. 探诊出血百分比　<10% 为低危险度,>25% 为高危险度。

2. 牙周探诊深度　≥5mm 的牙周袋数量,检出 4 个和 8 个分别代表低、高危险度。

3. 除智齿外的牙丧失数,丧失 4 个和 8 个牙分别为低、高危险度。

4. 病变最重后牙的牙槽骨丧失量与患者年龄之比(BL/Age)　BL/Age 比为 0.5 和 1.0 分别为低、高危险度。

5. 全身系统疾病或易感基因,如糖尿病。

6. 环境因素,如吸烟。戒烟 5 年以上或不吸烟则为低危险度,每天吸烟20 支以上则为高危险度。

若 6 个危险因素的分值均为低度,或最多一个因素在中度,则为低危险度;若至少有 2 个危险因素评分为中度,最多一个因素在高度,则为中度危险度;若至少有 2 个危险因素的评分在高度,则为高危险度。

(段丁瑜)

第二节　牙周病治疗计划的制订

在对牙周病明确诊断后,根据牙周状况作出预后判断,制订治疗计划,以便按计划有次序地进行系统性治疗。

一、牙周病的总体治疗计划

牙周治疗最终目标是使牙周组织恢复健康,行使良好功能。牙周病总体治疗计划围绕下列几方面:如何有效地清除和控制菌斑及其他局部致病因素,从而消除炎症并使牙周组织破坏停止;如何使丧失了的牙周支持组织获得修复和再生;如何恢复牙龈、牙槽骨等牙周组织的生理形态,以利于菌斑控制;如何修复缺失牙,重建稳定且具有良好咬合关系和功能的牙列,并提高自然牙的咀嚼功能;如何满足美观方面的需求;如何维持长期疗效、防治复发。

针对不同患者,牙周治疗计划又是单独设计的个性化方案,其治疗内容、程序因人而异。

二、治疗程序

在患者控制了可能的全身疾患或者完成了针对出血、疼痛等的应急处理后,可进行牙周系统治疗。牙周病的治疗首先需先制订治疗计划,然后根据计划按一定的顺序进行治疗;但是治疗计划不是一成不变的,在临床工作中,还要根据每次复诊的牙周检查情况进行调整。

治疗程序一般分 4 个阶段:

1. 第一阶段——基础治疗 本阶段亦称病因治疗,目的在于去除或减少致病菌。该阶段治疗包括:

(1)拔除无保留价值、预后极差、不利于修复的患牙。

(2)教育并指导患者自我控制菌斑的方法,包括牙刷牙膏的选择、正确的刷牙方法和习惯,如何使用牙线、牙签、牙间隙刷、冲牙器等辅助工具,是否使用含漱剂保持口腔卫生等。

(3)龈上洁治、龈下刮治术和根面平整术,以消除龈上、龈下菌斑、牙石、色素等。

(4)消除菌斑滞留因素及其他局部刺激因素,如充填龋洞、改正不良修复体、治疗食物嵌塞等,还应做必要的牙髓治疗、纠正口呼吸习惯等。

(5)在炎症控制后进行必要的咬合调整,以建立平衡的咬合关系,必要时可做暂时性的松牙固定。

(6)药物治疗。明显的急性炎症以及某些类型或情况的牙周炎患者可辅助局部或全身使用药物治疗。

(7)纠正全身性或环境因素,例如建议并辅助患者戒烟等。或者若诊断出患者存在糖尿病等牙周病的危险因素,则需告知患者控制糖尿病等全身疾病和牙周健康间的联系。

在第一阶段治疗结束后的 1~3 个月应复诊再评估牙周状况,了解患者菌斑控制情况,决定是否还需进一步治疗,如果基础治疗成功,患者可以进入到牙周支持治疗阶段。

2. 第二阶段——牙周手术治疗 在第一阶段治疗结束后 4 周内,牙龈的炎症应已基本消退。一般在基础治疗后 1~3 个月时对菌斑控制情况、牙周袋深度、牙周附着水平、牙松动度等牙周情况进行全面再评估,对于剩余的牙周袋有的需要进一步用非手术手段进行治疗;在一些情况下,也可采用牙周手术改善。此时,如果仍有 6mm 及以上的牙周袋且探诊仍出血;或者有角形骨吸收,有牙龈及骨形态不良、膜龈关系不正常时,则一般需进行手术治疗。手术主要包括下列内容:

(1) 切除手术:如增生牙龈切除成形,以使组织重塑。

(2) 翻瓣术:最常用、最基本的牙周手术,其目的是为了能更好地在直视下彻底进行根面及软组织清创。

(3) 再生手术技术:为了获得牙周组织再生的手术治疗方法,例如植骨术、牙周组织引导再生术等。

(4) 膜龈手术:用以改正附着龈过窄过薄、牙龈退缩及唇、颊系带附丽位置不佳等的手术。

(5) 牙种植术。

3. 第三阶段——修复治疗阶段　修复治疗一般在牙周基础治疗后 6~8 周后、牙周手术 3 个月后进行。此时牙龈的外形和龈缘位置已基本稳定,可进行永久性固定修复、可摘式义齿修复等不同的修复方式。对于牙排列不齐或错𬌗者,也可考虑是否进行正畸治疗。

4. 第四阶段——牙周支持治疗　又称为牙周维护治疗,是为了防止疾病复发和保持牙周健康而根据病情进行周期性的复查,其内容包括:

(1) 定期复查周期:根据患者牙周病的类型、严重程度和菌斑控制的情况,确定复查的间隔期,一般每 3~6 个月复查 1 次,约 1 年拍摄 X 线片,监测和比较牙槽骨的变化。

(2) 复查内容:患者菌斑控制情况、牙龈炎症状况、牙周袋深度、临床附着水平、牙齿松动度;X 线片了解牙槽骨高度、密度及形态;检查咬合情况及功能,并了解危险因素的控制情况等。

(3) 复治根据复查发现的问题决定治疗方案,并针对患者在执行口腔卫生措施中存在的问题给予指导。

以上 4 个阶段的治疗计划视每位患者的具体情况而定,第一、第四阶段的内容是每位患者必需的,第二、第三阶段的内容则根据患者情况决定是否需要。此外,需要向患者解释病情、治疗计划的目的、意义及所做治疗的内容,并且根据患者的治疗意愿、条件,最好能提供 1~2 个方案供患者选择,经医患共同讨论确定最终的治疗计划。治疗计划的具体内容可能因患者或治疗效果等原因调整。

（徐 屹 赵 寰）

第三节 牙周基础治疗

牙周病的基础治疗内容包括：针对患者进行个性化口腔卫生知识宣教及口腔菌斑控制方法的指导；龈上洁治、龈下刮治术、根面平整术；去除菌斑滞留因素及其他促进因素；咬合调整的选磨原则等。

一、菌斑控制方法

医师应针对患者的具体情况，向患者推荐和教会合适的控制菌斑方法，并在治疗过程中随时检查和进行个性化的指导。

菌斑控制的方法有机械性和化学性方法。

（一）刷牙

刷牙是自我清除菌斑的主要手段，主张每天早晚各刷 1 次，也可午饭后增加 1 次。

1. 牙刷 一般推荐使用软毛牙刷。可推荐电动牙刷，通过增加刷毛运动速度、频率，控制刷毛运动方式来提高菌斑清除效率。

2. 刷牙的方法选择 向牙周病患者推荐水平颤动法（Bass 法），着重清洁龈缘下区域。向有牙龈退缩者推荐竖转动法（rolling 法）。对于同一患者，以上两种方法也可结合运用。

（二）邻面清洁措施

牙齿邻面还须辅以牙线、间隙刷、牙签等才能彻底清除菌斑。

1. 牙线 对牙间乳头无明显退缩的牙间隙，采用牙线清除牙邻面的菌斑最有效。

2. 牙签 在牙间乳头退缩或牙间隙增大的情况下，可用牙签来清洁邻面菌斑和根分叉区。应选用硬质木制或塑料的光滑的牙签。

3. 牙间隙刷 牙间隙刷适用于牙龈退缩患者，也可用于根分叉穿通的患牙。

（三）化学药物控制菌斑

化学抗菌含漱液只能作为辅助性措施，不能代替去除菌斑的机械方式。

（四）特殊人群的菌斑控制

对于手的动作不方便者、弱智者、儿童等，推荐选择电动牙刷。

二、龈上洁治术

龈上洁治术是指用洁治器械去除龈上牙石、菌斑和色渍，并磨光牙面，以延迟菌斑和牙石再沉积。对于龈炎、牙周炎患者，龈上洁治术是所有牙周治疗的第一步。

龈上洁治器械分为手用洁治器和超声波洁牙机。

（一）手用洁治器洁治

1. 龈上洁治器械

（1）镰形洁治器使用的有效刀刃是镰刀前端的两侧刃口，适用于刮除牙齿各个面的菌斑及牙石。

（2）锄形洁治器使用时锐角朝向近中龈沟，可置于龈沟内，主要用整个刃口刮除光滑面上的色素、菌斑和牙石。

（3）磨光器用于牙面抛光，常用的有橡皮杯、橡皮刷。

2. 基本方法

（1）握持器械方式：采用改良握笔法，即拇指和示指相对在手柄近颈部的两边，以中指的指腹一侧放于洁治器颈部的上端，另一侧接触在无名指上，无名指放在被洁治牙附近的牙面上作为支点。

（2）支点：要求支点稳定。支点分为常规口内支点和口外联合支点。口内支点放置在邻牙上。

（3）刀口放置：工作头前部的刃口 2mm 置于牙石的根方，紧贴牙面，刀刃与牙面呈 80° 角。

（4）用力方式：向牙面施加侧向压力，以朝向冠方、水平或斜向等多方向的合力，以腕部发力刮除牙石，可旋转或撬动。

（5）器械工作端的移动范围：不超过𬌗平面。

（6）去除牙石方式：将牙石整块刮下，避免层层刮削。将全口牙分为上、下颌或左、中、右 6 个区段，逐区、逐牙进行洁治。

（二）超声波洁牙机洁治术和刮治术

超声波洁牙机分为磁伸缩式和压电陶瓷式两种。操作方法如下：

1. 握持方式　采用握笔式。

2. 工作尖与牙面的角度　工作尖的前端 2mm 与牙面成 0°~15°。

3. 运动方式　轻接触牙石,不施力,来回移动。

4. 切忌将工作头停留在牙面一点上震动,以免造成牙齿表面的损伤。

(三) 抛光

是洁治后必不可少的步骤,常用的有抛光膏、橡皮杯抛光,以及喷砂抛光两种技术。对于有呼吸系统、传染性疾病者不宜使用喷砂抛光。

三、龈下刮治术及根面平整术

龈下刮治术是用龈下刮治器刮除位于牙周袋内根面上的牙石和菌斑。在龈下刮治后,刮除牙根表面感染的病变牙骨质,使刮治后的根面光滑而平整,称为根面平整术。

(一) 龈下刮治(根面平整)器械

国际上普遍使用的 Gracey 刮治器是区域专用型(表 7-1)。

表 7-1　常用 Gracey 刮治器编号及适用区域

常用 Gracey 刮治器编号	适用区域
#5/6	前牙及尖牙
#7/8	前磨牙及磨牙的颊舌面
#11/12	前磨牙和磨牙的近中面
#13/14	前磨牙和磨牙的远中面

(二) 操作要点

1. 龈下刮治术前先探明牙周袋的形态、深度、龈下牙石的部位。

2. 握持方式及支点　同洁治术一样,以改良握笔式手持器械,支点要求稳。可采用口内支点、口外联合支点。

3. 刀口放置　匙形器 0 度放入牙周袋,到达袋底后,工作头前部的刃口 2mm 置于牙石的根方,紧贴牙面,使工作颈与牙长轴平行,工作面刀刃即与牙面呈 80°角。

4. 用力方式　向牙面施加侧向压力,朝向殆方,以腕部发力刮除牙石。

5. 器械工作端的移动范围　不超过殆平面。

6. 去除牙石方式　动作幅度要小,避免滑脱或损伤软组织。每刮一下应与前一下有所重叠,以免遗漏牙石。可分区段分次刮治,也可一次完成半口或全口刮治。

7. 刮治后应冲洗牙周袋。

四、殆治疗

殆治疗的方法包括磨改牙齿的外形(选磨法)、牙体修复、牙列修复、正畸矫治、正颌外科手术、牙周夹板、殆垫以及拔牙等。调殆的时机应在牙周组织的炎症被控制后进行。

（一）早接触点、殆干扰的选磨原则

请见殆学。

（二）不均匀或过度磨损牙的选磨原则

1. 高尖陡坡的选磨　降低高陡的牙尖,形成相应的颊(舌)沟,并减小殆面的颊舌径。

2. 磨牙重度磨损而使殆面成为平台状　减小殆面的颊舌径,尽量恢复殆面的生理外形,如牙尖、窝、沟的形态。

（三）垂直型食物嵌塞的殆治疗

1. 重建或调整边缘嵴　尽可能磨出边缘嵴,或使相邻两牙边缘嵴的高度尽可能一致。间断进行或分次磨改,同时进行脱敏治疗。

2. 重建食物溢出沟　磨出发育沟形态,使食物有溢出的通道。

3. 磨低充填式牙尖。

4. 加大外展隙。

五、松牙固定

牙周炎松动牙的固定是通过牙周夹板将松动的患牙连接,并固定在健康稳固的邻牙上,形成一个咀嚼群体,从而分散了殆力,减轻了患牙的负担。

（一）松牙固定的指征和时机

1. 菌斑控制良好,牙周炎症得以控制、殆干扰消除后。

2. 松动牙妨碍咀嚼或有不适,则需要固定。

3. 当患牙有继发性殆创伤,导致患牙动度加重甚至继续移位时。

（二）夹板

夹板分为暂时性与永久性两种。

1. 暂时性夹板　一般可维持数周至数月或更长。当牙周组织反应良好、X线片显示有骨组织修复时,可拆除夹板或换成永久性夹板。

（1）适应证：①牙周炎松动牙经牙周治疗后，牙松动仍较明显且有咀嚼不适等症状；②松动牙牙周手术前，以减轻手术中的创伤并利于术后修复；③因外伤松动的牙，一般固定 4~12 周后便可拆除。

（2）固定方法：①钢丝结扎：取直径 0.25mm 的不锈钢软细丝一段，从中央弯成 U 形，钢丝从固定基牙的远中牙间隙穿过，两端分别位于唇面和舌面，钢丝在每个牙间隙处进行 8 字形唇舌侧交叉，直至另一侧固定的基牙，如此将牙拴结在一起。最后钢丝末端拧紧，剪去多余钢丝，断端弯于牙间隙内，勿刺激牙龈。钢丝固定位置应在牙齿邻接区之下、舌隆突之上；②光敏复合树脂覆盖加固：在结扎钢丝附近的牙面，包括唇、舌及邻面，用光敏复合树脂将钢丝覆盖，邻面应不压迫牙间乳头、不形成悬突、不妨碍菌斑控制；③其他方法：玻璃纤维夹板或其他树脂类材料固定。

2. 永久性夹板　是通过固定式或可摘式修复体制成的夹板；适用于口内多数牙均有松动的情况，有缺牙者可制作带修复体的永久性夹板。

（赵　寰　徐　屹）

第四节　牙周病药物治疗

对牙周疾病的治疗主要是通过机械方法如洁治、刮治和根面平整，以及患者日常的口腔卫生维护及定期维护治疗，防止菌斑的形成并预防疾病的复发，通过这些方法，大多数牙周病患者可得到有效的治疗。但对有些患者进行单纯的机械治疗往往不能完全奏效，因此药物治疗可起到重要的辅助治疗作用。

一、牙周药物治疗原则

药物治疗是基础治疗和手术治疗的一种辅助手段，为避免药物滥用，在牙周药物治疗过程中应遵循以下原则：

1. 遵循循证医学的原则，合理使用药物。

2. 用药前应清除菌斑、牙石。

3. 有针对性地用药。

4. 尽量采用局部给药途径，适当联合用药。

二、牙周药物治疗目的

1. 药物治疗作为牙周机械治疗的辅助手段,杀灭或控制病原微生物。
2. 预防或减少菌斑的形成,巩固疗效,防止复发。
3. 控制牙周组织的急性感染。
4. 预防性抗生素的应用。
5. 调节宿主的防御机能,阻断疾病的发展,促进组织愈合。

三、牙周药物治疗种类

（一）针对病原微生物的药物

抗微生物药物是重要的牙周辅助治疗手段,根据药物对微生物的作用机制分为以下主要三类:

1. 抑制 DNA 合成的药物　如甲硝唑。
2. 抑制细胞壁合成的药物　如阿莫西林。
3. 抑制蛋白合成的药物　如四环素族药物。

（二）调节宿主免疫防御功能的药物

牙周炎症过程中,组织的破坏与宿主的免疫反应有着密切关系,因此,近年来提出了各种调节宿主防御功能的治疗方法,以阻断牙周组织破坏。这类药物主要作用的目标有:

1. 对宿主免疫和炎症反应的调节;
2. 对过度产生的基质金属蛋白酶的调节;
3. 对花生四烯酸代谢产物的调节;
4. 对骨代谢的调节。

另外,中药的全身应用也是宿主调节的重要治疗方法。

四、牙周常用药物治疗途径及用法

（一）全身药物治疗

1. 硝基咪唑类药物　可有效地杀灭厌氧菌,改善牙龈出血、牙龈溢脓等症状。主要包括甲硝唑及其第 2、3 代产品替硝唑和奥硝唑。甲硝唑用法:每次 200mg,每日 3~4 次,连续服用 5~7 天为 1 个疗程。替硝唑用法:口服首日顿服 2g,以后每日 2 次,每次 0.5g,连续服用 3~4 日为 1 个疗程。奥硝唑用法:成人每次 500mg,每日 2 次,连续服用 3 日为 1 个疗程。

2. 四环素族药物 为广谱抗菌类药物,抑制细菌蛋白的合成。四环素口服给药后龈沟液中药物浓度为血药浓度的 2~10 倍。主要包括四环素、米诺环素及多西环素。四环素用法:每次 250mg,每日 4 次,连续服用 2 周为 1 个疗程。米诺环素用法:每次 100mg,每日 2 次,连续服用 1 周。多西环素用法:首日每次 100mg,服用 2 次,以后每次 50mg,每日 2 次,共服用 1 周。

3. 青霉素类药物 青霉素是一种广谱抗生素,对革兰氏阳性菌及部分革兰氏阴性菌有强力杀菌作用。牙周炎治疗中常用的青霉素类药物主要为阿莫西林,其用法为:每次 500mg,每日 3 次,连续服用 7 天为 1 个疗程。

4. 大环内酯类药物 代表药为阿奇霉素和乙酰螺旋霉素。大环内酯类药物对革兰氏阳性菌抑菌力强,对革兰氏阴性菌也有一定的抑制作用。阿奇霉素用法:首日每次 500mg,次日每次 250mg,每日 2 次,连续服用 4 天。乙酰螺旋霉素用法:每次 200mg,每日 4 次,连续服用 5~7 天为 1 个疗程。

5. 抗生素的联合应用 由于牙周炎是一种多细菌感染性疾病,临床上采用具有不同抗菌谱的抗生素联合应用,可扩大药物对细菌的作用范围。在牙周临床治疗中,最常用的联合药物为:甲硝唑加阿莫西林,可用于慢性牙周炎和侵袭性牙周炎,已成为牙周药物治疗中的的首选;甲硝唑加乙酰螺旋霉素,多用于慢性牙周炎。

6. 中药的应用 根据中医的理论,肾虚则齿衰,肾固则齿坚。用于牙周病的有补肾固齿丸、固齿膏、牙周败毒饮等。中药作为牙周病治疗中调节宿主免疫的一个辅助方法,有待于进一步的研究。

（二）局部药物治疗

局部药物治疗的特点是药物直接作用于病变部位,但其疗效取决于:

1. 药物能否到达病变区域,尤其是器械难以到达的部位;

2. 到达病变部位的药物浓度是否足够高;

3. 药物在病变部位作用的时间是否足够长。

牙周局部用药的给药方式包括:含漱、龈上和龈下冲洗、涂布以及牙周袋内缓释和控释药物的使用等。

（1）含漱常用的含漱药物:0.12%~0.2% 氯己定、0.05%~0.1% 西吡氯胺、0.5% 聚维酮碘、1% 过氧化氢、0.8% 甲硝唑液等。

（2）冲洗常用的冲洗药物:3% 过氧化氢、0.12%~0.2% 氯己定、0.5% 聚维酮碘、1/5000 高锰酸钾液等。

（3）涂布常用的涂布药物:复方碘液、碘甘油等。

（4）缓释及控释系统药物：缓释系统能使活性药物缓慢地从制剂中释放出来，直接作用于病变组织，使病变局部能较长时间地维持有效药物浓度，主要有：2% 米诺环素软膏和不可吸收的 5% 米诺环素薄片、25% 甲硝唑凝胶和 22% 甲硝唑药棒、四环素药线、四环素纤维及氯己定薄片、可吸收的多西环素凝胶等。药物控释系统则是通过物理、化学的方法改变制剂结构，使药物在预定时间内自动按某一速度从剂型中恒速释放于特定的靶组织或器官，使药物浓度较长时间恒定地维持在有效浓度范围内。属于控释系统的药物只有国外的两种药物：不可降解的四环素控释系统和可吸收型的 10% 多西环素凝胶。

（吴亚菲）

第五节　牙周手术治疗

一、牙周麻醉

牙周治疗是一个精细及复杂的过程，为避免在此过程中患者感觉疼痛及不适而影响疗效，牙周科医师可以使用麻醉药物暂时阻断患者机体一定区域内神经末梢和纤维的感觉传导，从而使该区疼痛消失。

目前牙周治疗过程中常用的浸润麻醉药物为阿替卡因，阻滞麻醉药物为利多卡因，表面麻醉药物为丁卡因。

（一）麻醉前准备

1. 让患者知道病情及所要做的治疗措施，交代使用麻醉的必要性、使用后可能出现的并发症及处理预案，在征求患者的同意、签署局部麻醉知情同意书后才可以进行操作。

2. 术前患者用 0.05%~0.12% 氯己定溶液含漱，术区黏膜用碘伏消毒，进针前可用表麻药涂布于黏膜表面麻醉末梢神经，以减轻进针疼痛。

（二）麻醉方法

1. 表面麻醉　是将麻醉剂涂布于手术区表面，药物吸收后麻醉末梢神经，使浅层组织的痛觉消失。适用于表浅的黏膜下脓肿的切开引流、牙周龈下刮治及根面平整术。

操作方法：棉签蘸取表麻药物涂布在黏膜表面。

2. 浸润麻醉　是将局部麻醉药物注入组织内,作用于神经末梢,使之失去传导痛觉的能力而产生麻醉效果。按操作部位不同有以下几种操作方法:

(1) 唇颊面浸润麻醉

1) 将唇尽量翻开,使唇面部暴露;

2) 注射针在前庭沟刺入黏膜,进针深度 1~2mm,缓慢推注 1ml 麻药。

(2) 腭面浸润麻醉

1) 患者尽量张大嘴;

2) 注射针在腭侧距龈缘大约 5~10mm 处的黏膜刺入,抵达骨面,进针深度 1~2mm,缓慢推注约 0.5ml 麻药。

(3) 舌面浸润麻醉

1) 嘱患者尽量张大嘴;

2) 注射针在舌侧距龈缘大约 5mm 处的舌黏膜处进针,抵达骨面,深约 1mm,缓慢推注约 0.5ml 麻药。

(4) 牙周膜浸润麻醉:注射针分别在操作牙的近中和远中刺入牙周膜,深约 0.5mm,分别注入 0.2ml 麻药。

3. 阻滞麻醉　在神经干附近注射麻药以阻断神经传导,使该神经分布区获得麻醉效果,称为阻滞麻醉。由于阻滞麻醉时注射位置一般较深,故须注意严格无菌操作,以免造成深部感染,引起不良后果,注射麻醉药前应先回抽检查,以免误入血管,然后缓慢注入。按部位不同主要有下牙槽神经和上牙槽后神经的阻滞麻醉。

(1) 下牙槽神经阻滞麻醉

1) 患者大张口,注射器置于注射部位的对侧口角处,放在两个前磨牙上方,以水平方向进针;

2) 在翼下颌皱襞外侧颊脂垫尖,咬合面水平上方 1cm 处刺入。缓慢进针,深度为 2~2.5cm 或针长的 2/3,即可触及下颌骨升支内侧面的骨面;

3) 针头回抽无血,缓慢注射约 1.5ml 的麻药,然后将针头往回撤,深度是针长的 1/2,回抽无血,再注射麻药 0.5ml 或边退针边注射麻药以麻醉舌神经。

(2) 上牙槽后神经阻滞麻醉

1) 患者半张口,术者用口镜将口颊向后上方牵开;

2) 以上颌第二磨牙远中颊侧根部前庭沟作进针点,注射针与上颌牙𬌗面成 45°角,向上、后、内方向刺入,针尖沿着上颌结节的弧形表面滑动,深约 2cm。回抽无血,注射麻药 1.5ml。

4. 麻醉后检查　浸润麻醉约 3 分钟麻醉起效,神经阻滞麻醉约 5 分钟麻醉起效。麻醉起效后,用探针刺术区牙龈,患者能感觉到操作但没有疼痛感。下牙槽神经阻滞麻醉时,嘴唇和舌头也出现麻木感。

（三）并发症

1. 晕厥　突发性、暂时性意识丧失。一般因恐惧、饥饿、疲劳及全身情况较差、疼痛以及体位不良等因素引起。可表现为头晕、胸闷、面色苍白、全身冷汗、四肢无力、脉弱、恶心和呼吸困难等。防治原则:做好患者思想工作,避免空腹进行,一旦发生迅速停止注射,放平椅位,松解衣领,氧气吸入和静脉补液等。

2. 过敏反应　可发生于注射酯类局麻药物后,即刻反应可出现突然惊厥、昏迷、呼吸心跳骤停而死亡,延迟反应是血管神经性水肿。防治原则:术前仔细询问过敏史,必要时做过敏试验。

3. 血肿　在注射过程中,刺破重要的血管和静脉,会出现血肿。所以在注射时,针头回抽无血才可以推注。如果发生意外,可局部压迫止血 1~2 分钟。

（董　伟）

二、牙周手术基本技能

经过牙周基础治疗后,深牙周袋如果继续存在,提示单纯刮治和根面平整难于彻底清除深牙周袋内的菌斑牙石等病原因子,往往需要手术的方法来解决。牙周手术治疗主要包括两大方面:一是针对牙周袋的治疗,消除牙周袋壁的病理学改变,使袋变浅,创造一个稳定的易于维护的状态,并促使牙周组织再生;另一方面是改正解剖形态学缺陷,以避免这些外形缺陷导致的菌斑沉积、牙周袋的复发和对美观的影响,最终达到改善牙的预后和改善美观的目标。

牙周基础性手术主要为牙龈切除成形术和牙周翻瓣术,它们是最基本的牙周手术方法,是其他牙周手术的基础。在本节中将介绍牙周翻瓣术的切口设计、龈瓣的种类及复位、术后缝合方法及牙周塞治。

（一）翻瓣术的切口设计

翻瓣术的切口分为水平切口和纵形切口(或称垂直切口)。水平切口是指沿龈缘附近所做的近远中方向的切口,使牙龈与牙根面分离,形成龈瓣。垂直切口是为了减小组织张力,更好的暴露术区,纵形松弛切口做在水平切口的近中端或在近远中两端。

1. 水平切口

（1）内斜切口：从近龈缘 0.5~2mm 处切入，刀尖指向根尖方向，切至牙槽嵴顶或其附近，将牙周袋内壁切除，形成创面朝向根面的龈瓣，此切口称为内斜切口。在进行内斜切口时，可选用 11 号或 15 号刀片，刀片与牙面成 10°角，从术区唇面（或舌面）的一端开始，刀片以提插方式移动，每次插入均达骨嵴顶。

（2）沟内切口：完成第一切口后，刀片从袋底切至牙槽嵴顶或其附近，将袋壁组织与根面分离，为第二切口。围绕牙齿一周均做此切口，与内斜切口联合应用时，沟内切口的作用是切断领圈组织与根面的连接，以便清除袋壁组织。

（3）牙间切口：在内斜切口和沟内切口之后，用骨膜剥离器将牙龈骨膜瓣从骨面略做分离，暴露内斜切口的最根方，然后再作牙间切口。将刀面与牙面垂直，在骨嵴顶的冠方水平切断袋壁组织与骨嵴顶的连接。

2. 纵形切口　也称为垂直切口，是在水平切口的近中端或近、远中端做纵形切口，经过附着龈，越过膜龈联合，直达牙槽黏膜或达颊侧移行沟处，目的是为了减少组织张力，更好的暴露术区。在近、远中侧均做纵形切口时，应注意使龈瓣的基底部略大于龈缘处，略呈梯形，以保证龈瓣的血供。纵形切口的位置应在术区近、远中侧比较健康的牙龈组织上，位于牙的颊面轴角处，一般将龈乳头包括在龈瓣内，以利于术后缝合。切忌在龈乳头中央、或颊面中央处作纵形切口，以防止影响愈合，也尽量避免在舌腭侧作纵形切口，因可能会伤及血管、神经、出血多或影响愈合。

（二）龈瓣的种类

1. 全厚瓣（full thickness flap）　翻起的软组织瓣包括牙龈组织全层及下方的骨膜，使骨面暴露，这种软组织瓣称为全厚瓣，或称为黏膜骨膜瓣。全厚瓣用于大多数的翻瓣术中。在手术操作中，是在完成手术切口后，用骨膜分离器进行钝性分离，沿牙槽骨将骨膜连同龈瓣一同翻起，使术区的根面和骨面都得以暴露。

2. 半厚瓣（partial thickness flap）　指翻起的龈瓣只包括表面的牙龈上皮及下方的一部分结缔组织，而深部的结缔组织连同其下方的骨膜仍覆盖于牙槽骨上，牙槽骨并不暴露。作切口时，切口深度仅达结缔组织层即可，不要切透骨膜达骨面，然后用锐利的 11 号或 15 号刀片将龈瓣与下方的结缔组织和骨膜锐性分离。半厚瓣的方法需要一定的技巧，并只适用于牙龈较厚处。

（三）龈瓣的复位

1. 复位于牙颈部水平 第一切口位于龈缘处,术后龈瓣仍复位于原来的位置上,位于牙颈部,可避免术后牙龈退缩,牙根暴露,并有利于美观。改良 Widman 翻瓣术的龈瓣复位即为此种方式,目的在于消除袋壁的炎症,使牙周袋变浅,但尽量减少龈缘的退缩。

2. 复位于牙槽嵴顶处水平 第一切口位于牙槽嵴顶稍向冠方的水平,即切除了部分袋壁组织,使龈瓣的高度降低,龈瓣复位后位于刚刚覆盖牙槽嵴顶处的水平。具有此类特点的手术称为嵴顶原位复位瓣术,目的在于尽量消除牙周袋,适用于后牙消除中等深度及深牙周袋以及需修整骨缺损者,也适用于因根分叉病变而需暴露根分叉者,但均必须有足够宽度的角化龈,才能避免手术切除袋壁牙龈时将角化龈全部切除。

3. 根向复位水平 第一切口位于龈缘处,但术后龈瓣复位时不是在原来水平上,而是向根方移位,复位在刚刚覆盖牙槽嵴顶处的水平。为了使龈瓣松弛能根向复位,需要在水平切口两端作纵形切口。其优点是:既消除了牙周袋,使病变区(如根分叉区)充分暴露,易于自洁,同时又保留了角化龈,称为根向复位瓣术。适用于袋底超过膜龈联合的深牙周袋以及附着龈窄的牙周袋。

（四）缝合方法

在龈瓣复位后需对龈瓣进行缝合,以达到使龈瓣位置固定的目的。对龈瓣缝合的方法有多种,包括牙间间断缝合、悬吊缝合、褥式缝合、锚式缝合等,其中牙间间断缝合和悬吊缝合时翻瓣术中最常用的缝合方法。

1. 牙间间断缝合　在牙齿邻间隙处,将颊、舌侧龈乳头瓣直接拉拢缝合,适用于唇、舌两侧龈瓣的张力相等、高低一致时。可采用直接环形间断缝合,也可采用 8 字形间断缝合。间断缝合也可用于缝合龈瓣的纵形切口。

2. 悬吊缝合

（1）单个牙的双乳头悬吊缝合:利用手术牙来固定其近中和远中两个龈乳头,可用于单侧翻瓣或双侧翻瓣时。

（2）连续悬吊缝合:又分为单侧和双侧连续悬吊缝合。当手术区涉及多个牙,且颊舌两侧的龈瓣复位高度不一致时,此时可分别在颊、舌侧作单侧连续悬吊缝合,将颊、舌侧龈瓣分别固定于各自的水平。双侧连续悬吊缝合适用于颊、舌侧龈瓣高度一致时,缝线应在近、远中两端的牙齿上环绕一周,以加强悬吊作用而避免拉扯对侧的龈瓣。

3. 水平褥式缝合　适用于两牙之间有较大缝隙或龈乳头较宽时,为使龈瓣能更好地贴合骨面,可在该乳头处做一水平褥式缝合。此缝合可与连续悬吊缝合联合使用。

4. 锚式缝合　将最后一个磨牙远中的龈瓣或缺牙间隙处的龈瓣以锚样的方式固定在邻近的牙上。适用于最后一个磨牙远中楔形瓣的缝合,或与缺牙间隙相邻处的龈瓣闭合。注意进针处应尽量靠近牙齿,以使龈瓣紧贴牙面,避免愈合后再牙齿邻面的牙龈形成 V 形缺口。

缝合完毕后,应仔细检查,观察龈瓣是否密贴骨面,龈缘有无卷曲,骨面是否被完全覆盖,张力是否适中,在轻压龈瓣片刻后,检查创口有无渗血等,然后放置牙周塞治剂。

(五) 牙周塞治

牙周塞治剂是用于牙周手术后的特殊敷料,在牙周手术后将其覆盖在术区表面,可以保护创面,还可起到压迫止血、止痛和固定龈瓣的作用。但也有报告指出,术后不用塞治剂,只要能良好控制菌斑,伤口也能正常愈合。

(吴亚菲)

三、手术用植入材料

牙周手术常常涉及材料的植入,如骨移植物、屏障膜、脱细胞基质等;此外,还有一些生物活性制剂,如釉基质蛋白、血小板浓缩物、生长因子等。手术植入材料的目的是为了促进牙周组织再生或者增加附着龈宽度及根面覆盖。

(一) 骨移植物

1. 自体骨　取材于患者口腔其他位点或者髂骨,自体骨具有骨生成能力,虽然生物相容性好,但是供区损伤较大,限制了其临床应用。

2. 同种异体骨　来源于同一物种的不同个体,包括新鲜冷冻骨、冻干骨、脱钙冻干骨。冻干骨具有骨引导作用;脱钙冻干骨经过处理暴露出骨形成蛋白,因而具有骨诱导作用,临床效果较好。尽管风险很低,但是不能完全排除抗原性与疾病传播的危险性。

3. 异种骨　通常从动物骨中获得,不能直接用于骨移植,经过处理免疫原性大大降低的同时也丧失了骨诱导性,目前被广泛用于临床治疗。

4. 人工合成骨　羟基磷灰石、生物陶瓷和生物活性玻璃等,具有来源广泛、组织相容性好的特点,但是大多没有骨诱导性,只有骨传导性,降解吸收影响因素较多。

（二）屏障膜材料

1. 可吸收膜　随着手术愈合过程中可逐渐降解吸收,不需要二次手术取出。用于临床的产品有胶原膜、聚乳酸膜、聚乳酸和柠檬酸酯共聚膜、丙交酯/乙交酯共聚物膜等。

2. 不可吸收膜　在人体内不能降解,需要在牙周术后 6~8 周通过二次手术取出。主要成分为四氟乙烯,其分子结构稳定,不引起任何组织反应,是临床应用最早最多的膜。

（三）脱细胞真皮基质

1. 异体脱细胞真皮基质　可有效替代自体结缔组织修复牙龈退缩,并且可作为屏障膜用于 GTR/GBR 手术;但也存在不足之处:如原料来源少,涉及伦理问题;价格昂贵;有传播病毒的危险。

2. 异种脱细胞真皮基质　来源于哺乳动物的皮肤组织,经过处理后仅保留真皮支架,安全性、有效性较好,而且经济便捷。

（四）釉基质衍生物

大量临床研究表明,釉基质蛋白可以有效地诱导牙周组织再生,其生物学作用是通过刺激局部生长因子分泌和细胞因子表达而发挥的。釉基质蛋白可以单独使用也可与骨移植物联合使用。

（五）血小板浓缩物

血小板中含有大量的生长因子,如血小板衍生生长因子（PDGF）、转化生长因子-β（TGF-β）、类胰岛素生长因子（IGF）、表皮生长因子（EGF）、血管内皮生长因子（VEGF）等。

血小板浓缩物已经发展到了第三代产品:①富血小板血浆（PRP）;②富血小板纤维蛋白（PRF）;③浓缩生长因子（CGF）。血小板浓缩物具有促进牙周组织生长和愈合的能力,但其在组织中的吸收时间较快,生长因子的释放具有一定的时效性。

（六）生长因子

在牙周组织发育和修复过程中有重要作用的生长因子包括:血小板来源的生长因子（PDGF）、骨形成蛋白（BMP）、转化生长因子-β（TGF-β）、碱性成纤维细胞生长因子(b-FGF)、胰岛素样生长因子(IGF)。

（郭淑娟）

四、牙龈切除术及牙龈成形术

牙龈切除术是用手术方法切除增生肥大的牙龈组织或后牙某些部位的中等深度的牙周袋,重建牙龈的生理外形及正常的龈沟。通过切除牙周袋壁,为彻底清除牙石和平整根面提供良好的视野和空间,同时创造利于牙龈组织愈合、牙龈生理外形修复的良好环境。牙龈成形术与牙龈切除术相似,只是目的较单一,是用手术方法修整牙龈形态,重建牙龈正常的生理外形,临床上两者常联合使用。手术常用器械有牙龈斧形刀、龈乳头刀、骨膜分离器、眼科手术剪等。

（一）适应证

1. 牙龈纤维性增生、药物性增生,经牙周基础治疗后牙龈仍肥大,形态不佳或存在假性牙周袋,全身健康无手术禁忌证者。

2. 后牙区中等深度的骨上袋,袋底不超过膜龈联合,附着龈宽度足够者。

3. 位置正常、冠周有龈片覆盖的阻生牙,切除龈片有利于牙的萌出。

（二）操作方法

1. 0.12%氯己定溶液含漱,麻醉,常规消毒和铺巾。

2. 手术切口定位并标定 ①测量袋底的深度;②印记镊在牙龈的表面相应位置刺破牙龈定位;③在每牙的颊舌面的近中、中央、远中分别标定。

3. 切口 在距标定点根方1~2mm处用15号刀片或斧形龈刀,在已定好的切口位置上将刀刃斜向冠方,与牙长轴成45°角切入牙龈直至袋底的根面,切忌反复切割,切口由远中至近中连续切除。

4. 用柳叶刀在邻牙间隙,刀尖向上切断龈乳头。

5. 刮除肉芽组织和牙石。

6. 修整牙龈外形,使其呈扇贝状生理外形。

7. 清洗创面、止血。

8. 放置牙周塞治剂。

（三）操作注意事项

1. 遵循无菌操作的原则。

2. 切除增生肥大的牙龈组织或后牙某些部位的中等深度牙周袋,重建牙龈正常的生理外形及龈沟。

3. 操作动作轻柔。

4. 切龈时应一次切到牙面,切忌反复切割损伤组织,并要避免残留牙龈组织,影响组织愈合。

五、翻瓣术

翻瓣术是用手术方法使牙龈和下方的结缔组织分离,暴露病变区的根面和牙槽骨并切除部分牙周袋及袋内壁,在直视下刮净龈下牙石和病变组织、并进行根面平整,必要时可修整牙槽骨,然后将牙龈瓣复位、缝合,达到消除牙周袋或使牙周袋变浅的目的,同时也为骨成形术、骨切除术及组织再生术、截根术等其他手术提供基本方法,翻瓣术可选择性植入骨移植材料。

1. 适应证

(1) 基础治疗后 4~6 周,牙周袋仍在 5mm 以上或复杂袋。

(2) 牙周袋底超过膜龈联合,不宜做牙周袋切除术的患者。

(3) 有骨下袋形成,需做骨修整或需进行植骨者。

(4) 根分叉病变或需截根者。

2. 操作方法

(1) 0.12% 氯己定溶液含漱,麻醉,常规消毒和铺巾。

(2) 手术切口:采用改良翻瓣切口。

(3) 翻瓣:用骨膜分离器翻起粘骨膜瓣,暴露牙槽嵴 1~2mm,避免撕裂牙龈。

(4) 刮治和根面平整:用刮治器彻底刮除龈下牙石、病变处的肉芽组织及病变牙骨质。

(5) 根面化学处理:提高根面的生物相容性。常见的药物有:枸橼酸、四环素、EDTA 等。

(6) 根据牙槽骨的生理外形修整牙槽骨,去除壁架骨。

(7) 修整牙龈:用弯剪刀清除和修剪龈瓣内面尤其是龈乳头内侧残留的肉芽组织和上皮,并适当修剪龈瓣外形,使颊、舌侧乳头处的龈瓣能够对接,龈瓣的外形与骨的外形相适应并能覆盖骨面。

(8) 清理手术区:冲洗、压迫、止血。

(9) 龈瓣复位:根据手术目的的不同,将龈瓣复位于不同的水平(冠向复位或根向复位)。

（10）缝合：可选择牙间间断缝合、悬吊缝合、水平褥式缝合、锚式缝合等。

（11）上牙周塞治剂。

3. 操作注意事项

（1）遵循无菌操作的原则。

（2）操作动作轻柔。

（3）组织切口应整齐，深度达骨膜形成全厚瓣。

（4）细心止血，消除伤口处的死腔。

（5）严密缝合避免产生过大张力。

（黄海云）

六、磨牙远中楔形瓣切除术

磨牙远中楔形瓣切除术是一种翻瓣术，主要用于治疗最后一个磨牙远中的牙周袋，当上、下颌末端磨牙远中形成窄而深的牙周袋时常伴有垂直性骨吸收，且伴有不规则的牙龈组织纤维性增生，采用远中楔形瓣切除术可消除过度增生的牙龈组织及牙周袋，修整局部骨组织并能避免形成过大的组织创面，利于组织愈合。

1. 适应证　适用于最后一个磨牙的远中牙周袋及缺牙区间隙的近、远中牙周袋，尤其伴有骨下袋者。

2. 操作方法

（1）0.12% 氯己定溶液含漱，麻醉，常规消毒和铺巾。

（2）手术切口：在内斜切口的基础上，在磨牙远中作楔形切口，形成三角形瓣，切口直达骨面。

（3）翻瓣：用骨膜分离器或手术刀分离楔形病变组织与下方骨组织并整块切除，同时去除其他部位的炎性肉芽组织及袋上皮，平整根面。

（4）骨修整，修整角形吸收的骨外形，使呈平坦状，以利于消除牙周袋。

（5）修整龈瓣边缘对位缝合固定颊舌侧瓣并与骨面紧密贴合，远中作锚式缝合。

（6）清理手术区：冲洗、压迫、止血，上牙周塞治剂。

3. 操作注意事项

（1）遵循无菌操作的原则。

（2）操作动作轻柔。

（3）组织切口应整齐，深度达骨面。

（4）细心止血,消除伤口处的死腔。

（5）严密缝合避免产生过大张力。

七、切除性骨手术

切除性骨手术是用手术方法修整病变区的牙槽骨,使之恢复正常的形态和生理功能。包括骨成形术和骨切除术。骨成形术和骨切除术的目的都是修整牙槽骨的边缘部分,使之恢复或接近其生理外形,骨成形术强调修整骨外形而不除去支持骨,而骨切除术则是切除一部分起支持作用的牙槽骨。

1. 适应证

（1）浅的一壁骨袋或宽而浅的二壁骨袋难以有新骨修复者。

（2）邻面骨凹坑状吸收,骨再生的可能性较小,可切除较薄而低的一侧骨壁,形成斜面或斜坡状,或将颊、舌两侧的骨壁均除去,以消除凹坑状外形。

（3）牙槽骨骨嵴圆钝肥厚或突出呈壁架状,则需修整骨外形。

（4）向邻近缺牙区倾斜的牙齿,常在缺牙侧形成窄而深的骨下袋,可通过手术方法将骨修整成逐渐移行的长斜面,以便消除牙周袋。

（5）骨边缘线高低不齐或邻面骨低于颊、舌面而使骨缘线呈反波浪形者,则需加以修整成形,必要时可切除少量支持骨。

（6）Ⅱ度根分叉病变且附着龈宽度较窄,或Ⅲ度根分叉病变时,再生性治疗难以成功,因此常采用根向复位瓣术,暴露根分叉区,并修整分叉区的根间骨缘,形成薄而有根间纵凹的外形,在牙龈附着后可形成良好的外形,以利于菌斑控制和良好口腔卫生维护。

2. 操作方法

（1）0.12% 氯己定溶液含漱,麻醉,常规消毒和铺巾。

（2）手术切口及翻瓣:根据龈瓣复位的要求如根向复位瓣、原位复位瓣等决定内斜切口的位置。常规翻瓣充分暴露骨外形并刮除根面的菌斑、牙石和肉芽组织。

（3）用涡轮机球钻轻轻、断续地磨除肥厚及不齐的骨缘或一壁骨袋,使呈移行的斜坡状,在牙间和根间的唇侧骨面应形成生理性的纵凹沟。去骨过程中必须有冷却水,以免引起骨坏死。也可用骨凿修整骨缘。

（4）龈瓣复位时应完全覆盖骨面,以减少牙槽骨的吸收。

（5）其余步骤同翻瓣术。

3. 操作注意事项

（1）遵循无菌操作的原则。

（2）操作动作轻柔。

（3）组织切口应整齐，深度达骨面。

（4）细心止血，消除伤口处的死腔。

（5）严密缝合避免产生过大张力。

（黄海云）

八、引导性组织再生术

引导性组织再生术（guided tissue regeneration，GTR）是在牙周手术中利用膜性材料作为屏障，阻挡牙龈上皮在愈合过程中沿根面生长，阻挡牙龈结缔组织与根面接触，并提供一定的空间，引导具有形成新附着能力的牙周膜细胞优先占领根面，从而在已暴露于牙周袋内的根面上形成新的牙骨质，并有牙周膜纤维埋入，形成牙周组织的再生，即形成新附着性愈合。

（一）适应证

1. 骨内袋三壁骨袋或者窄而深的二壁骨袋手术效果最好，骨袋过宽则效果差。

2. 根分叉病变　Ⅱ、Ⅲ度根分叉病变，需要具有足够的牙龈高度，以便能完全覆盖术区。

3. 局限性牙龈萎缩仅涉及唇面的牙龈萎缩，邻面无牙槽骨吸收且龈乳头完好者。

（二）主要步骤

1. 切口设计　尽量保存牙龈组织，内斜切口切入的位置应在龈缘处，必要时作保留龈乳头切口。水平切口应向患牙的近远中方向延伸 1~2 个牙，以充分暴露骨病损。在需要增加瓣的移动性时，可在颊侧做垂直松弛切口，切口应超过膜龈联合。

2. 根面平整与处理　去除袋内所有肉芽组织、彻底刮净根面牙石等刺激物，平整根面。清除牙骨质内的内毒素对于新附着的形成至关重要。根面的化学性处理如四环素族药物、EDTA 及釉基质蛋白的应用也可促进牙周组织再生。

3. 植入骨移植物　将取到的自体骨组织或其他骨移植物送入骨袋内，注意植入的骨粉量要适当，平齐骨袋口或略高即可。

4. 膜的选择与放置 根据骨缺损的形态选择适当的膜,可对膜进行适当修整。膜放置时应将骨缺损全部覆盖,并超过缺损边缘至少 2~3mm。膜材料应与缺损周围的骨质紧密贴合,避免折叠,还应注意防止膜向骨病损内塌陷,在膜的下方应保留一定的间隙,给具有形成新附着能力的组织提供生长的空间。聚四氟乙烯膜需要通过悬吊缝合将其固定在牙齿上,保证膜在龈瓣下的稳定。

5. 瓣的复位与缝合瓣 应将膜完全覆盖,勿使膜暴露,并避免瓣的张力过大,必要时可做冠向复位。缝合时应首先在龈乳头处做纵向褥式缝合,以保证邻面颊、舌侧瓣的闭合。

6. 若使用不可吸收性膜,在术后 6~8 周需进行第二次手术将膜取出。

(三)影响预后的因素

1. 菌斑控制不佳、牙周维护阶段的依从性差、术后不按期复查和清除菌斑、吸烟均会影响 GTR 术后的疗效。

2. 手术中瓣的设计不能将膜完全覆盖、骨袋宽而浅、所使用的材料过早降解、膜与根面之间能否保持一定的间隙也会影响疗效。

3. 术后如果膜暴露,则易引起感染,一旦感染将很难形成牙周新附着。

4. 引导性组织再生术与植骨术联合应用,可利用两者的共同优势,进一步提高再生手术的效果。

(郭淑娟)

九、根分叉病变手术

由于根分叉区的特殊解剖条件,洁治术和刮治术很难彻底清除根分叉区的牙石、菌斑,也难于进行长期有效的菌斑控制,因此需要进行手术治疗。手术治疗的理想目标是建立新附着,使根分叉病变完全愈合,然而并非所有的病例都能达到这一理想的效果,因此,根分叉病变手术治疗的次级目标包括去除根分叉部位的牙石、菌斑,建立便于进行自我菌斑控制和维护疗效的良好解剖结构。临床上根分叉病变的手术方法主要有以下几种。

(一)截根术

截根术是指将患根分叉病变的多根牙中破坏最严重的一或两个牙根截除,消除分叉区病变,同时保留牙冠和其余的牙根,继续行使功能。常用于磨牙的Ⅲ度或Ⅳ度根分叉病变。

1. 适应证

(1) 多根牙的某一个或两个根(上颌磨牙)的牙周组织破坏严重,且有Ⅲ度或Ⅳ度根分叉病变,而其余牙根病情较轻,牙齿松动不明显。

(2) 磨牙的一个根发生纵裂或横折,而其他根完好者。

(3) 磨牙的一个根有严重的根尖病变,根管不通或器械分离不能取出,影响根尖病变的治愈者。

(4) 牙周 - 牙髓联合病变,有一根明显受累,患牙可以进行彻底的根管治疗。

2. 操作方法

(1) 作内斜切口及垂直切口,常规翻瓣,充分暴露患牙的根分叉区,彻底清创、根面平整。

(2) 截根:用金刚砂针,在根分叉的水平将患根截断并取出,修整截根面的外形,使从分叉区到牙冠接触区处形成流线形。断面根管口用树脂材料进行倒充填。

(3) 将根分叉深部及拔牙窝内的病变组织刮净,必要时修整不规则的骨嵴外形。

(4) 清洗创面后,将龈瓣复位缝合,尽量覆盖截根区的创面。放置塞治剂。

3. 注意事项

(1) 术前患牙要保留的牙根完成根管治疗并充填。

(2) 截根时注意要将分叉处完全切去,忌残存树桩状的根面倒凹。

(3) 截根后牙槽窝可植入骨移植物。

(4) 术后患牙会有较明显的松动,嘱患者尽量不用患牙咀嚼。可以采用牙周夹板进行松牙固定术。

(二) 分根术

分根术仅适用于下颌磨牙,是将下颌磨牙连冠带根从正中沿颊舌方向截开,使其分离为近中、远中两半,形成两个独立的类似单根牙的牙体。

1. 适应证

(1) 下颌磨牙根分叉区Ⅲ度或Ⅳ度病变,局部的深牙周袋不能消除者。

(2) 患牙两根周围有充分的支持骨,牙无明显松动。

2. 操作方法

(1) 作内斜切口及垂直切口,常规翻瓣,充分暴露患牙的根分叉区,刮除病变组织。

（2）使用金刚砂钻针从正对根分叉部位沿患牙牙冠的颊舌向发育沟切开，分为近、远中两半，形成两个独立的单根牙，修整近、远中两半牙体的外形。

（3）彻底清创，刮除深部的病变组织。冲洗、止血，龈瓣复位、缝合。放置牙周塞治剂。

3. 注意事项

（1）术前患牙进行根管治疗并充填。

（2）内斜切口尽量保留龈缘组织尤其是根分叉处，以利于形成术后两个单根牙之间的龈乳头。

（3）伤口愈合期间制作暂时冠，以利形成牙间乳头，待 6~8 周后进行永久性牙冠修复。

（三）牙半切除术

牙半切除术又称半切除术，是将下颌磨牙的牙周组织破坏较严重的一个根连同该半侧牙冠一起切除，而保留病变较轻或正常的半侧，成为一个单根牙。

1. 适应证

（1）下颌磨牙根分叉病变，其中一根受累，另一侧较健康，有支持骨，不松动，并能进行根管治疗者。

（2）需留作基牙的患牙，尤其当患牙为牙列最远端的牙时，保留半个牙可作为修复体的基牙，避免作单端修复体。

2. 操作方法

（1）切口、翻瓣同分根术。如根分叉已完全暴露，也可不做翻瓣。

（2）使用金刚砂钻针将患牙从牙冠向根分叉部位分为近、远中两部分。

（3）拔除患侧冠根，刮净拔牙窝及原根分叉区的病变组织，必要时做骨修整。

（4）修整保留侧的断面边缘，形成良好的牙体外形。

（5）龈瓣复位缝合。

3. 注意事项

（1）术前对患牙进行根管治疗并充填。

（2）患牙切割时的位置可稍偏向患侧处，以多保留健侧的冠根。

（四）隧道成形术

在磨牙根分叉处磨除部分牙体组织，以扩大根分叉开口。对于根柱较短、根分叉角度较大的下颌磨牙，可以考虑使用隧道成形术。

1. 操作方法

（1）切口设计：牙周探针查患牙牙周袋形状及深度，切口最低点定为患牙颊侧正中牙周袋底以上约 3mm 处，其近远中侧均做纵形切口至术区牙颊侧移行沟，越过膜龈联合约 2mm。

（2）翻颊侧全厚瓣，充分暴露牙槽嵴顶和根分叉区后，使用根分叉刮治器刮治和平整根面。舌侧则单纯利用内斜切口切除牙周袋。

（3）用金刚砂针及低速手机球钻修整根分叉区釉质、牙骨质及牙槽嵴，彻底清创，反复冲洗后，颊侧龈瓣根向复位，悬吊缝合固定，放置牙周塞治剂。

2. 注意事项　术前对患牙进行根管治疗并充填。

（董　伟）

十、牙周美容性手术

目前普遍公认牙周美容性手术不以消除牙周袋为目的。广义上包括：①修复前牙周手术；②牙冠延长术；③牙槽嵴增高术；④牙根表面覆盖术；⑤龈乳头重建术；⑥美学矫正手术（包括种植体周围）；⑦正畸治疗需要手术暴露未萌出牙齿。临床中最常用的几种手术式为：牙冠延长术、游离龈移植术、侧向转位瓣术、上皮下结缔组织移植术。此外常将系带修整术归入美学矫正手术范畴。

（一）牙冠延长术

牙冠延长术是通过手术的方法，降低牙龈缘和牙槽骨嵴顶的位置、暴露健康的牙齿结构，从而在保持正常生物学宽度的情况下，使临床牙冠加长，有利于牙体修复前的预备或解决患者因前牙牙冠短而露龈笑的美观问题。

1. 适应证

（1）牙折裂达龈下，影响牙体预备、取印模及修复。

（2）龋坏达龈下，影响治疗和修复。根管侧穿或牙根颈 1/3 的外吸收，患牙仍有保留价值。

（3）破坏了生物学宽度的修复体，需暴露健康牙体组织，重建生物学宽度，重新修复者。

（4）前牙临床牙冠短，露龈笑者。

2. 禁忌证

（1）牙根过短或过细，冠根比例失调。

（2）牙齿折裂达龈下过多，手术切除部分牙槽骨后，无足够的牙周支持。

（3）为暴露牙齿断端，需过多切除牙槽骨，导致与邻牙不协调或明显损害邻牙者。

（4）全身状况不适合手术者。

3. 操作方法

（1）探明牙断端的位置和范围，估计术后龈缘位置，设计切口。注意前牙的美学区要求。单颗牙牙冠延长术术后龈缘位置应与邻牙相协调；露龈笑的美容手术应遵循牙龈的生理外形，即中切牙、侧切牙和尖牙的龈缘位置协调关系。

（2）根据术后龈缘的新水平确定内斜切口位置。若附着龈宽度不足，需采用根向复位瓣。

（3）翻瓣，切除牙龈，暴露根面或牙根断面。

（4）骨切除和骨修整：切除部分支持骨，使得牙槽骨嵴顶高度满足术后生物学宽度要求，即牙槽骨嵴顶距离牙断端根方至少 3mm。进行骨修整时，应注意该处骨高度和骨形态与毗邻牙协调，需逐渐移行，无明显悬突。若为改善露龈笑的美容手术，牙槽骨嵴顶应在釉牙骨质界下方 2mm。若为特殊情况需暴露更多的临床牙冠，可进一步降低牙槽骨嵴顶高度，但建议结合美学标尺或术前制作全冠导板进行指导。此类病例术后需行贴面或全冠修复。

（5）进行彻底的根面平整，去除根面上残余的牙周膜纤维，根面处理。

（6）修剪龈瓣外形和厚度，复位缝合与牙槽嵴顶水平。常用牙间间断缝合，必要时可使用褥式缝合。如为根向复位瓣术，需采用悬吊缝合。

（7）冲洗、压迫、止血，观察龈缘位置及牙齿暴露情况。酌情上牙周塞治剂。

（8）术后护理：同本章第六节"五、翻瓣术"和"七、切除性骨手术"中的"骨切除术"。

4. 术后修复时机　术后 1~2 周行临时冠修复，帮助牙龈缘塑形。术后 6~8 周再进行永久性修复，若涉及美容性修复应在术后至少 2 个月开始。

（二）游离龈移植术

游离龈移植术是预后较为可靠的膜龈手术。此术是将自体健康的角化牙龈组织移植到患区，以增宽附着龈、加深前庭沟，也可用于覆盖暴露的根面。优点为可以灵活地应用于个别牙位或一组牙位，取瓣成功率较高。缺点为受植区和供瓣区组织颜色不匹配。因此较多用于下颌前牙的唇面。

1. 适应证

（1）附着龈过窄，邻近牙槽黏膜及肌肉的牵拉使龈缘与牙面分离。

（2）附着龈过窄并伴有前庭沟过浅，有碍于口腔卫生的维护和配戴可摘义齿者。

（3）个别牙唇面牙龈退缩至附着龈过窄或几乎没有附着龈者。

2. 操作方法

（1）常规消毒、局部麻醉。

（2）受植床的预备：沿膜龈联合作水平切口，不切透骨膜，切口长度根据所需治疗牙位决定。锐性分离切口根方的牙龈，保留骨膜和部分结缔组织于骨面上，将半厚瓣推向根方，瓣的边缘缝合固定于根方骨膜上，形成受植区的创面。用锡箔剪成受植区大小及形状，生理盐水纱布覆盖创面。

（3）供区取牙龈组织：选择上颌前磨牙至第一磨牙腭侧的角化牙龈组织，距离龈缘 2~3mm 处，按锡箔形状作浅切口，锐性分离 1~1.5mm 厚带上皮及少量结缔组织的牙龈，修剪组织上的腺体和脂肪组织，生理盐水纱布包裹备用。

（4）移植物的缝合：将获得的游离牙龈组织移植并缝合于受植区，缝合前应清出受植区血凝块，使移植物紧密贴合于受区结缔组织面。湿纱布轻压 1~2 分钟，排出组织下方的积血和空气。酌情上牙周塞治剂。

（5）供区可使用干燥锡箔覆盖创面、上牙周塞治剂保护。

（6）术后 7 天内应避免唇颊部的剧烈运动，以免移植物移动，妨碍愈合。术后 10~14 天拆线。指导患者保存良好的口腔卫生。

（三）侧向转位瓣术

侧向转位瓣术是利用邻牙的健康牙龈形成带蒂的龈黏膜瓣，向个别牙唇侧较窄的龈裂或牙龈退缩病变区转移，以覆盖裸露的根面。要求病变区的邻牙牙周组织健康，有较宽和较厚的附着龈，足够的牙槽骨高度和厚度，且前庭沟深度可进行侧向转瓣。

1. 适应证　个别牙的唇面龈裂或牙龈退缩,部分牙根暴露但暴露面较窄。邻牙牙周组织健康,有较宽和较厚的附着龈,足够的牙槽骨高度和厚度,且前庭沟深度足够,可供给龈瓣,并能向侧向转移。

2. 操作方法

(1) 受瓣区准备:沿着牙龈缺损区的龈边缘 0.5~1mm 处行位于健康牙龈组织上的 V 形或 U 形切口,将暴露根面周围不良牙龈组织切除。刮除根面与骨之间的一部分牙周膜,开放牙周膜间隙,以利细胞爬行附着根面。牙面凸度明显时,可酌情磨平,以利龈瓣贴合。

(2) 供瓣区准备:测量受瓣区缺损宽度,在患牙近中或远中侧,距离受瓣区创面 2 个龈乳头处的健康牙龈上行处置切口,形成相当于受瓣区 1.5~2 倍宽的半厚瓣或全厚瓣(牙龈菲薄时),高度应与受瓣区相同。若瓣张力大,可行松弛切口减张。将此瓣侧向转至受瓣区覆盖根面。

(3) 修剪龈乳头使其与受瓣区的舌侧龈乳头相对应,间断或悬吊缝合。裸露创面或骨面可放置碘仿纱布覆盖,上牙周塞治剂。

(四) 上皮下结缔组织移植术

上皮下结缔组织移植术是一种覆盖裸露的牙根表面的膜龈手术。优点为:供区取腭侧瓣下的结缔组织,而不切取上皮组织,因此将腭瓣原位复位缝合,可获得一期愈合,减少患者痛苦。此外,将带蒂的半厚瓣与自体游离结缔组织相结合治疗牙龈退缩,有利于移植物成活,使得术区牙龈颜色较游离龈移植术更协调,且提高了根面覆盖成功率。缺点为:手术操作难度大,技术敏感性高。目前临床广泛应用的相关术式有:上皮下结缔组织移植术、信封技术和隧道技术。

1. 适应证　单个牙或多个牙的 Miller Ⅰ 类和 Ⅱ 类牙龈退缩,尤其是上颌牙。Ⅲ 类牙龈退缩,只能获得部分根面覆盖。牙龈有一定厚度,可作半厚瓣,具有充足的血供。

2. 操作方法

(1) 受植区准备:在被治疗牙的唇侧距离龈乳头顶部 2mm 处行水平切口。水平切口近远中末端做两个斜向垂直切口,超过膜龈联合处。锐性分离半厚瓣,直至半厚瓣能无张力的复位至釉牙骨质界上 1~2mm。根面预备,降低根面凸度,根面处理。

(2) 供区处理:测量上颌前磨牙至第一磨牙腭侧牙龈组织厚度,切取该区上皮下结缔组织。切取时,需特别注意位于第一磨牙远中及第二磨牙根方的腭大动脉血管丛,可行 CBCT 术前判断具体位置。在供区可行矩形瓣、角形瓣或信封瓣获取上皮瓣下方结缔组织。结缔组织表面可带一窄条上皮。结缔组织厚度在 1.5~2mm 时最佳。

(3) 上皮下结缔组织移植缝合:将结缔组织立即放于受植区,覆盖根面,上缘达釉牙骨质界或其冠方 1~2mm,可吸收线固定于骨膜和被保留龈乳头上,受区龈瓣冠向复位,覆盖移植结缔组织至少 1/2~2/3,全部覆盖效果最佳,缝合固定。可酌情覆盖锡箔和牙周塞治剂。

(4) 供区瓣原位复位,严密缝合,可达一期愈合。

(5) 术后 10~14 天拆线。

(五) 系带修整术

当系带附着位置过于接近龈缘,可在唇或颊活动时牵拉龈缘,使得该处易于堆积菌斑而难以进行良好的菌斑控制,较易导致牙周袋形成或加重病变,妨碍牙周手术效果。此时需行系带修整术或系带切除术改善系带位置解剖结构。系带修整术是指将系带切断后改变其附着位置;系带切除术是将系带连同它与骨面的连接一起切,常与翻瓣术或游离牙龈移植术同时进行。手术可利用手术刀片、电刀、激光等进行。

1. 适应证

(1) 系带附着位置过于接近龈缘,牵拉龈缘与牙面分离。

(2) 系带粗大并附着至龈缘处,至上中切牙出现间隙,或影响美观。

2. 操作方法

(1) 消毒,局部浸润麻醉。

(2) 止血镊夹住系带,镊喙方向指向移行沟。

(3) 镊喙的冠根两侧各做一切口直达移行沟。两切口间呈 V 形,止血镊所夹部分切除。

(4) 钝性分离创口下纤维组织,使系带完全松弛,创口呈菱形。

(5) 沿系带纵行方向间断缝合,张力大时也可褥式缝合。

(6) 1 周后拆线。

(赵 蕾)

第六节　牙周治疗的感染控制

为了保护患者和医护人员的安全,在实施牙周治疗过程中,必须严格遵守医院感染的控制原则,使病原微生物的扩散和环境的污染降到最小的程度。

一、牙周治疗的感染特点

(一)直接接触感染源

口腔是多菌的环境,在牙周诊疗过程中,绝大部分的操作需直接接触患者的血液、唾液;而患者的唾液、龈沟液中含有大量的细菌,有些患者还存在血液性传播疾病。

(二)感染传播途径广

患者含致病菌的唾液、龈沟液或感染性疾病的血液,在牙周治疗过程中会通过直接接触、间接接触、空气、媒介等方式进行传播。

(三)易造成交叉感染

在诊疗过程中如果未做好防护措施或未严格执行消毒灭菌处理,这些病原体也可由患者传给医务人员,又通过医务人员之手和其他途径传播给患者。

二、牙周治疗医院感染的传播途径

(一)接触传播

1. 直接接触传播　患者的病损、血液、体液及职业暴露。
2. 间接接触传播　污染的器械、手、综合治疗台等传播媒介。

(二)空气传播

吸入含致病菌的气雾或飞溅物(如血液、唾液等)。

(三)媒介传播

口腔科综合治疗椅(简称牙椅)的手机供水系统是导致水污染的主要媒介。

三、牙周治疗的感染控制措施

（一）感染性指标检查

询问患者有无全身疾病，有无传染性疾病。由于有些传染病不可能通过问诊或口腔检查确定，必要时做感染性指标检查。

（二）治疗器械的消毒灭菌

手术包内的器械、洁牙尖、洁牙手柄、刮治器、手机等接触患者血液的器械，必须经高温高压灭菌处理，做到"一人一用一灭菌"。采用一次性的消毒用品，如检查盘、空针、吸唾管。

（三）减少治疗椅周围空气中的菌落数

治疗前尽量减少口中的细菌数量，使用3%过氧化氢或0.2%复方氯己定等含漱液含漱1分钟，以减少超声波洁治时的气雾污染。诊室内应有良好的通风，工作人员不在诊室内饮水和进食。

（四）治疗台水管系统的消毒

治疗前后冲洗水、气管路30秒，冲净手机中残留的细菌及液体。每天定时清洗、消毒痰盂、冲洗水管系统。

（五）牙椅、空气消毒及监测

治疗前，牙椅冷光灯开关、灯柄、托盘把手、牙椅调节触摸屏等高频接触面可使用一次性隔离膜避污处置。治疗结束后，牙椅使用消毒剂进行表面擦拭，进行诊间消毒。使用空气消毒机对诊室空气消毒2次/天，消毒时间2小时/次，并做好登记记录。感染科定期进行诊室物表及空气菌落数的监测。

（六）传染性疾病治疗的感控

传染性疾病（艾滋病患者及HIV携带者、乙肝、梅毒、结核等）的患者，其牙周病处于急性期时仅做对症处理，严禁使用超声波洁牙机治疗，易造成空气污染，并上报给感染科。使用后的器械需标记，可重复使用的器械需要单独消毒后再清洗、灭菌。

四、医护人员预防感染的措施

（一）手卫生

操作前、操作后、接触患者后、接触患者体液、血液后、接触患者环境后，医护人员采用六步洗手法洗手。洗手必须使用流水，水龙头采用脚控、红外线传感自动开关,擦手巾使用一次性擦手纸巾。

（二）医护标准预防

医护在治疗过程中,应使用防护性屏障,戴口罩、帽子、面罩、手套、防护眼镜等,避免或减少接触病原菌。在治疗过程中,污染的手套不能接触周围物品,应及时更换手套。治疗结束后应脱去手套,洗手后再书写病历。

（三）职业暴露处置流程

1. 用肥皂水和流动水清洗污染的皮肤,用生理盐水冲洗黏膜。

2. 如有伤口,应当从伤口近心端轻轻挤压,尽可能挤出损伤处的血液,再用肥皂水和流动水进行冲洗,禁止进行伤口的局部挤压。

3. 冲洗后应使用 75% 乙醇或者 0.5% 碘伏进行消毒。

4. 根据相关规定向有关部门报告并做好记录。

（四）医护人员的健康防护

定期体检和免疫,手部不要戴任何饰物,定期修剪指甲,定期更换工作服,如有可见污染或治疗感染性疾病的患者后,应及时更换清洗。

（陈　文）

第八章

特殊人群的牙周管理

第一节　妊娠期妇女的牙周管理

一、常见的妊娠期牙周疾病

（一）妊娠期龈炎

据统计妊娠期龈炎在全球的发病率在 30%~100%，在我国的发病率高达 60% 以上，怀孕并不是导致妊娠期龈炎的原因。患者怀孕前存在的菌斑牙石未及时清除才是病因，怀孕后牙龈炎症症状表现得更加明显。

1. 治疗原则　牙周基础治疗者通常放在孕中期(4~6 个月)进行，但妊娠其他时期并非牙周应急治疗和基础治疗的绝对禁忌。

2. 操作方法　参见第二章"第一节　慢性龈炎"的治疗方法。

（二）妊娠期龈瘤

发病率约 1%~3%，多发生于妊娠期 3~4 个月左右，多为血管型，生长快，手术后易复发。与孕期激素水平改变，牙龈组织对局部刺激的反应增强有关。

1. 治疗原则　基础治疗，去除诱因，产后手术切除。若龈瘤严重出血，或是干扰患者咬合，影响患者进食，权衡利弊，可在孕中期 4~6 个月切除。

2. 操作方法　参见第二章"第七节　牙龈瘤"。

（三）智齿冠周炎

第三磨牙萌出多发生在 20~35 岁，与女性的生育年龄重合。智齿冠周炎的主要危害包括，造成张口困难，影响进食；进一步发展成间隙感染，若造成咽旁间隙感染可危及生命。

治疗原则以冠周局部冲洗为主，产科会诊考虑是否抗生素支持治疗，产后行拔牙治疗。

若在孕期反复发作的患牙,可以考虑在孕中期给予拔牙治疗。建议妇女在准备怀孕之前进行口腔检查,及时将有问题的智齿拔除。

二、妊娠期牙周疾病治疗的总原则

孕前进行口腔的检查是防范孕期发生口腔疾病的关键。若孕期出现了牙周疾病,需要牙周基础治疗者通常放在孕中期(4~6 个月)的安全期进行,但妊娠其他时期并非牙周应急治疗和基础治疗的绝对禁忌。对于患有未控制的高血压、糖尿病及有血栓形成倾向的妊娠期并发症的患者,应遵循产科疾病的治疗原则。

三、妊娠期妇女牙周疾病治疗的注意事项

(一)妊娠期药物的使用

根据美国食品药品管理局(FDA)的分类(按照药物对胚胎的危害性)分为 A、B、C、D、X 五类,只能从 A、B、C 类药物中选,绝对不能选择 D、X 类药物。同等药效的情况下,选择胎盘通过率低的药物。

(二)局部麻醉药物的使用

口腔常规量的局麻药利多卡因(B 类)(包括加有肾上腺素的利多卡因)对母体和胎儿都没有影响。母体在疼痛时,体内产生的肾上腺素的量远多于局麻药所含有的肾上腺素的量。麻醉时,要密切关注患者面色及呼吸,避免孕妇因精神不安造成神经性休克,过度换气综合征。

(三)妊娠期的影像学检查

原则上整个孕期均不建议进行放射性检查。但在非常必要的情况下,可以在合理防护下接受根尖 X 线片检查。美国牙科协会明确了口腔诊断性的 X 线照射检查在孕期是安全的,单次全口 X 线照射使子宫接收的射线剂量小于 0.01mSv,而孕妇在 9 个月的孕期中接收来自日常生活的射线剂量即有 0.75mSv。国际放射线防护委员会认为,在合理防护的情况下接受根尖 X 线片检查,对胎儿是安全的。同时需要注意,防护衣穿着过重和妊娠反应过重,数码牙片无法放入口腔的情况,可以拍全景片。

(四)加强与产科医师的合作

口腔医师作为专科医师对孕妇和产妇的全身情况并不了解,口腔医师必须依赖产科医师的指示进行口腔治疗。对于患有未控制的高血压、糖尿病及

有血栓形成倾向的妊娠期并发症的患者,应遵循产科疾病的治疗原则。孕妇患者若口腔疾病,最佳的诊疗路径为患者向产科医师汇报—产科医师推荐到口腔医师处就诊—口腔医师进行应急处置,将处置内容以病历等形式告知产科医师—产科医师给予反馈—口腔医师进行适当治疗—患者回到产科医师处汇报。看似复杂的诊疗路径加强了学科间的合作,保障了孕妇和胎儿的安全,也规避了口腔医师的执业风险。牙医和产科医师的沟通协作是完成孕期口腔治疗的前提和保障。

(叶畅畅)

第二节　心血管疾病患者的牙周管理

大量流行病学调查发现,牙周炎与动脉粥样硬化、冠心病、脑卒中和心肌梗死等心血管疾病高度相关。牙周干预治疗可改善血管内皮功能,降低全身炎症反应标记物水平,有利于降低心血管事件的风险。鉴于牙周炎与心血管疾病的密切关系,口腔医师应重视心血管疾病患者的牙周管理。

一、心血管疾病患者牙周治疗的原则

(一)基本原则

口腔医师应询问患者的心血管系统病史、用药史和治疗情况。在牙周炎治疗时,需要患者相应心血管疾病进行配合治疗。当患者身体状况不佳时,可行姑息治疗。治疗前,注意做好血压和凝血指标的监测。

(二)一般原则

1. 重视牙周炎患者的心血管评估

(1)评估牙周炎患者心血管疾病的风险,包括心血管疾病病史,早发心血管病和冠心病猝死的家族史,糖尿病、高血压和高脂血症病史。

(2)对牙周炎患者进行全面的体检,检测血压、血脂、血糖和超敏C反应蛋白。若患者血脂异常和(或)超敏C反应蛋白升高,应建议其积极改变生活方式或通过药物使低密度脂蛋白胆固醇达标。

(3)吸烟是心血管疾病和牙周炎的共同危险因素,应当建议患者戒烟。

(4)牙周炎患者若发现有高血压,应积极降压。对于应用钙拮抗剂治疗高血压的患者,应注意药物性牙龈增生。若药物性牙龈增生已发生,应在控制牙周炎症的前提下,酌情与内科医师配合考虑更换降压药物。

2. 注意降低心血管事件的危险　对于有牙周炎的心血管患者,心内科医师和口腔医师应紧密合作,降低心血管事件的危险。

(1) 对心血管疾病患者,尤其是心脏瓣膜病、先天性心脏病、有感染性心内膜炎病史、人工瓣膜置换术后和体-肺循环分流术后的患者,在牙周治疗前可指导其预防性服用抗菌药物。一般可在治疗前 1 小时口服 2.0g 阿莫西林,对青霉素过敏者可服用 600mg 克林霉素或 2.0g 头孢氨苄。

(2) 对于服用抗血栓药物的患者应与心内科医师配合,根据情况决定是否停药,并于治疗前监测国际标准化比值。对于服用阿司匹林的患者可根据其服药量决定是否停药。一般每日服用阿司匹林 ≤325mg 者,不需停用或减少用量;每日服用阿司匹林 >325mg 者,建议与心内科医师合作,根据病情考虑治疗前停药。阿司匹林和氯吡格雷对血小板聚集的抑制作用是不可逆的,血小板的代谢周期为 10 天左右,停药后凝血功能恢复正常需要 7~10 天。华法林通过影响维生素 K 依赖性的凝血因子 Ⅱ、Ⅶ、Ⅸ 和 Ⅹ 的合成发挥抗凝血作用,停药后需待肝脏再次生成新的凝血因子,因此停药后凝血功能恢复通常需要 4 天左右。

(3) 对于安装有心脏起搏器的患者在行超声牙周基础治疗前,应询问起搏器安装的时间、起搏器的类型和使用情况等。新式起搏器一般不受口腔科器械的干扰。

(4) 对于心脏搭桥术和支架术后的患者,应询问患者的抗凝药物服用情况,并根据服药史和凝血指标选择性地进行牙周干预治疗。如果患者近期做过此类手术,在进行牙周干预治疗前应咨询心内科医师。对有不稳定型心绞痛病史的患者,建议仅做急症处理。

3. 关注心血管疾病患者的牙周疾病　对心血管疾病患者应定期进行系统的口腔检查,应包括全面检查牙龈健康状况,注意有无出血征象,探查临床附着水平,评价是否有牙槽骨吸收。若诊断为牙周炎,未经治疗或治疗后炎症未控制,应考虑行牙周治疗,控制炎症。

二、心血管疾病患者牙周治疗的时机

在对心血管疾病患者进行牙周治疗时,应做好血压和实验室凝血指标的监测,以防止心血管意外的发生。当收缩压 160~180mmHg 或舒张压

100~110mmHg 时,可以进行牙周基础治疗,并酌情调整治疗计划,不建议牙周手术治疗;当收缩压≥180mmHg 或舒张压≥110mmHg 时,建议仅作牙龈出血不止,牙龈肿痛等急症的处理,并建议患者立即进行心内科治疗。

对实验室凝血指标异常的患者,应根据相关指标谨慎选择治疗方案,必要时可行姑息治疗。当血小板 <6×10^{10}/L 或国际标准化比值≥1.5~2.0,不宜行牙周治疗;当血小板 <8×10^{10}/L,不宜行牙周手术治疗。此外,对近半年内有脑卒中病史的患者,不宜进行牙周治疗,仅可处理出血不止和牙龈疼痛等急症。脑卒中发病半年后,可行牙周治疗,但应尽量缩短就诊时间,减少麻醉剂的使用,麻醉剂中肾上腺素浓度要小于1∶100 000。

第三节　糖尿病患者的牙周管理

糖尿病是一种常见的由胰岛素缺乏或胰岛功能受损引起的内分泌代谢性疾病。血糖控制不佳的糖尿病是牙周病的危险因素,并且牙周炎是糖尿病的第六大并发症,两者相互影响。与非糖尿患者相比,糖尿病患者发生慢性牙周炎的风险增加 2~3 倍。糖尿病的基本病理变化可加重和加速牙周炎症的发生发展。

一、糖尿病患者牙周治疗的原则

（一）基本原则

牙周系统治疗前应详细了解患者糖尿病的诊断类型、病程长短、用药史、血糖监控状况、血糖控制水平、有无糖尿病并发症等信息。宜采取多次、短时、基础治疗为主的基本原则。复杂的牙周治疗必须在血糖已控制的情况下或在内科医师合作下进行;对于牙周发生急性感染需切开引流的血糖控制不佳者,应预防性给予抗菌药物,并只作应急治疗。

（二）一般原则

1. 注重糖尿病患者的牙周筛查　糖尿病患者早期或在血糖控制良好的情况下可能牙周无明显的临床症状。因此,从预防的角度来说,定期做牙周检查尤为重要。口腔医师要高度重视糖尿病患者并发牙周炎的诊断和治疗。对糖尿病患者定期进行系统的牙周评估,采取积极的牙周预防措施,及时给予患者口腔健康宣教和个性化的口腔卫生措施指导,并告知糖尿病患者自身具有更高的牙周炎易感性。对于儿童和青少年糖尿病患者,推荐从 6 岁开始,每年进行牙周检查。

2. 注重牙周炎患者的糖尿病筛查　口腔医师要主动培养逆向诊断意识,注意从牙周炎患者,特别是牙周治疗反应性差、频繁多发性牙周脓肿患者中筛查可能的糖尿病患者。对患有牙周炎并具有潜在糖尿病风险的患者,应建议患者做进一步的内科检查。

3. 积极治疗糖尿病伴发口腔病变　当糖尿病患者出现任何口腔病变时,应立即对症治疗。当糖尿病伴发牙周感染时,应根据血糖控制情况,采取相应措施控制感染。并告知患者未经治疗的牙周炎可能会加重糖尿病的病情,也可能会诱发糖尿病肾病和心血管疾病等。对糖尿病伴牙列缺失的患者应建议其尽早修复缺失牙。此外,应注意检查糖尿病患者是否伴发灼口综合征和白色念珠菌感染等口腔黏膜病变。

二、糖尿病患者牙周治疗的时机

对糖尿病患者的牙周治疗时机应视血糖水平而定。当患者血糖控制良好时(空腹血糖在 4.4~7.0mmol/L,HbA1c≤7.5%),牙周基础治疗同全身健康者。对于空腹血糖在 6.1~7.0mmol/L,HbA1c≤7.5% 的患者,大范围的牙周手术后,应合理使用抗菌药物。当患者血糖控制较差时(空腹血糖 >7.0mmol/L,HbA1c>7.5%),建议仅行牙周基础治疗,并预防性使用抗菌药物,慎用含肾上腺素的局麻药。当患者血糖控制极差时(空腹血糖 >11.4mmol/L),建议仅做急症处理,待患者血糖控制后再行牙周基础治疗。在没有明确患者血糖得到良好控制之前,不要进行更进一步的牙周治疗。必要时可选择性使用药物治疗。

一般糖尿病患者的牙周治疗宜在早饭后和服用降糖药后 1.5 小时进行。治疗时动作尽量缓柔,注意患者的焦虑控制,警惕患者低血糖的发生,并尽量将治疗时间控制在 2 小时以内,以避免干扰患者的正常饮食。治疗结束后,对患者进行口腔健康教育,强调定期复查(1~3 个月)和牙周维护。

(刘程程)

第四节　器官移植患者的牙周管理

器官移植手术已在临床上广泛开展,器官移植术后患者由于长期使用免疫抑制剂,导致牙龈增生等牙周病变的患病率较高口腔感染容易发生。因而,对器官移植患者及时地进行牙周疾病的预防和治疗显得尤为重要。

一、预防

术前患者应进行详细全面的口腔检查,如发现有牙周疾病和龋病,应及时治疗。对患者进行口腔卫生指导,通过牙周基础治疗控制菌斑和牙周炎症,去除口腔局部不良刺激因素,并且应该避免使用钙拮抗剂及其他具有诱发药物性牙龈增生的药物。

二、治疗原则

1. 器官移植患者合并牙周病的可能性高,宜提前进行预防性检查和治疗,尽量减少移植后并发症的发生率和严重性。所以治疗原则应以预防为主。

2. 器官移植患者术后出现牙龈增生的症状时,首先应检查患者的全口卫生状况和牙周组织情况,进行相应的牙周基础治疗,必要时口服抗菌药物可缓解部分牙龈增生。

3. 对于严重牙龈增生的器官移植患者,应加强口腔卫生护理,避免咬合时牙龈损伤,必要时可暂时停用环孢素或换用其他免疫抑制剂。对于保守治疗效果不佳的患者,应咨询专科医师,考虑手术行牙龈切除术或牙龈成形术。

三、治疗时机

1. 首先口腔医师应与相关临床科室医师加强沟通、咨询和讨论,确定牙周治疗的时机和内容。

2. 牙周基础治疗应在器官移植术前进行,并常规维护治疗,牙周手术治疗尽量安排在移植术完成 3 个月后,待病情稳定再行实施。

3. 对凝血功能异常的患者,应谨慎选择治疗方案,必要时可先行姑息治疗,待患者实验室检查指标可耐受牙周治疗时再行治疗。

4. 对于血常规检查提示机体已有感染的患者,在牙周治疗前后均应使用抗菌药物进行预防。

四、注意事项

器官移植患者因为长期服用免疫抑制剂,免疫能力相对低下,增加了口腔感染的危险性;在牙周治疗中应尽可能地减少创伤,避免感染。牙周治疗前后应使用抗菌药物预防和控制感染。牙周基础治疗可根据患者身体耐受情况及口腔卫生情况分区、分次治疗。对肾移植患者来说,其肾脏代谢功能下降,因此牙周治疗中使用药物的血液存留时间将会延长,应注意调整用药剂量和用药间隔。

第五节　肿瘤患者的牙周管理

对于大多数肿瘤患者来说,除手术切除外,还需结合放射治疗、化学治疗及生物治疗等多种方法。这些治疗常常可引起口腔的一些问题,比如唾液量减少、黏膜炎、味觉障碍等,而唾液量的减少可能导致患者口腔细菌数量增加,易引发龋齿或牙周病。这些并发症将严重影响患者的生活质量。因此,有必要在肿瘤患者治疗前后进行系统的牙周管理。

一、肿瘤患者治疗前的牙周维护

1. 术前应了解患者的系统病史、生活习惯及口腔卫生习惯,嘱咐患者戒烟,进行口腔卫生宣教及口腔卫生措施指导。

2. 条件允许的情况下尽可能对患者进行全面的口腔检查,发现问题并及时处理,包括:彻底的牙周基础治疗,拔除无保留价值的残冠和残根,拆除不良修复体,治疗有牙体或牙髓症状的患牙等。

3. 对于需要接受放射治疗的肿瘤患者,告知患者放疗后可能出现的并发症,对龋坏牙齿重视处理。消除口内感染灶、减少感染机会。所有牙周治疗,尤其对于放射部位的患牙,应至少在放疗前 1~2 周完成。放疗后不宜进行有创治疗。

二、肿瘤患者治疗后的牙周管理

（一）肿瘤手术治疗患者

1. 头颈部肿瘤手术术后张口受限期间应注意口腔卫生维护,可使用抗菌类漱口水进行化学性菌斑控制;当创口愈合、开口度恢复至正常时,可行必要的牙周基础治疗。

2. 非头颈部肿瘤手术治疗患者或全身状态可耐受者,其治疗原则同普通患者;全身状况不佳者,可行姑息治疗。

（二）肿瘤放疗患者

1. 已行放疗的非头颈部肿瘤患者,应评估其全身情况。全身条件不佳者可行耐受范围内的牙周基础治疗,避免创伤较大的牙周手术治疗。

2. 头颈部肿瘤已行放疗的患者,牙周治疗前必须进行全身状况评估,牙周治疗以基础治疗为主;如放射剂量高于60Gy,建议尽可能推迟牙周手术等有创伤性治疗;此类患者需加强口腔卫生宣教,严格强调自我菌斑控制。对于重度牙周炎需做手术者,牙周手术中应尽量减少软硬组织损伤,并在术前术后使用抗菌药物。

（三）肿瘤化疗患者

1. 大部分化疗药物都能引起骨髓抑制,牙周治疗前首先应详细询问患者化疗药物史,进行血象检查。血小板低于 $50 \times 10^9/L$ 时,应避免牙周基础治疗及手术治疗;确实需要牙周治疗的患牙,应首先请相关内科医师会诊,并根据会诊意见给予适当治疗。

2. 患者化疗期间可出现暂时性白细胞计数降低,牙周治疗应在白细胞未受抑制时进行,一般在上次化疗后的 2~3 周、下一次化疗前;在急性血象紊乱阶段、口腔维护必须避免损伤软组织。

（申道南）

第六节　正畸患者的牙周管理

牙周疾病是影响正畸结果的重要因素之一。正畸患者因配戴矫治器,往往导致菌斑清洁不到位,增加了患牙周疾病的风险。

一、正畸治疗前的牙周管理

首先,正畸治疗前应对患者的口腔卫生状况和牙周情况进行全面的评估。评估内容包括:有无深牙周袋,有无牙槽骨的丧失,有无菌斑、软垢、牙石,牙周组织炎症状况,有无咬合创伤,附着龈宽度和厚度等。若患有牙周疾病,应当及时治疗牙周疾病,在牙周情况稳定之后,再开展正畸治疗。如果预计要将牙齿移向唇、颊侧,而该处牙周组织较薄且附着龈不足,则最好在正畸前行膜龈手术增加附着龈,以防发生牙龈退缩或龈裂。即使牙周健康的患者,在配戴矫治器前,也应该进行牙周基础治疗,减少正畸治疗过程中患牙周病的风险。

二、正畸治疗过程中的牙周管理

1. 正畸装置必须放置合理,托槽的下缘最好远离龈缘,以利于患者有效清除菌斑。去除多余粘接剂,以免堆积菌斑或刺激龈缘;带环不可深入龈下,邻面处应变窄且与牙面贴合等。

2. 由于配戴矫治器,患者的菌斑清除效率降低,容易引起牙龈组织炎症。每次复诊时均应监测菌斑控制情况,一旦发现牙龈的炎症,应当及时给予干预治疗。患者有刷牙出血或者探诊后出血是一个重要的客观指标,提示需要牙周治疗和强化口腔卫生指导。定期的牙周复诊在整个正畸治疗过程中发挥重要作用。

3. 对于牙周支持组织已减少的患牙,施力大小及方向应特别注意,以减少牙根吸收及牙槽骨的过多吸收。

4. 矫治过程中要经常检查有无咬合干扰和松动的牙,找出原因并纠正。

三、正畸治疗后的牙周管理

正畸治疗完成以后,应再次评估牙周情况,一般 3~6 个月复查牙周,必要情况下行牙周治疗,对维持正畸效果有重要意义。

四、牙周炎患者的正畸治疗

旧的观点认为牙周炎患者的支持组织减少,不适合进行正畸治疗。然而,近 30 年的研究发现,在控制牙周炎症之后,对患牙施以生物限度以内的正畸力不会加重牙周组织的破坏,还可纠正牙周炎患者的咬合创伤。

（一）正畸治疗开展的时机

在牙周炎症完全控制,致病因素消除,患者掌握控制菌斑的方法,并愿意在正畸过程中认真执行时,可对有以下问题的牙周炎患者进行正畸治疗:

1. 排列拥挤错位的牙齿,有利于菌斑的控制;

2. 矫正前牙的深覆𬌗;

3. 前牙病理性扇形移位和出现间隙可用矫治器使之复位;

4. 后牙缺失未及时修复,邻牙向近中倾斜形成深的骨下袋,通过正畸治疗使其直立,同时可消除近中的深袋;

5. 前牙折断达龈下,可用正畸的方法将牙根牵引萌出,以延长临床牙冠,利于修复;

6. 前牙龈缘不齐,可通过正畸将牙排齐,从而改正龈缘位置;

7. Ⅱ～Ⅲ度根分叉病变分根术后,可用正畸手段将两牙根推开(可达7~8mm),以利于修复。

（二）注意事项

在牙周炎的活动期,牙周炎症未完全控制时不宜行正畸治疗,慢性牙周炎患者牙槽骨吸收至根长 1/2 也不宜进行正畸治疗。

（叶畅畅）

第七节　种植患者的牙周管理

种植体周围组织疾病是种植修复最常见的并发症,其中种植体周围炎更是导致种植义齿修复失败的主要原因,研究显示种植体周围炎的患病率可高达 22%,因此为了预防和减少种植体周围炎的发生,在种植治疗前和种植修复后进行良好的牙周维护尤为重要。

一、种植治疗前的牙周准备

牙周感染控制是所有患者种植治疗前的必要准备,需行完善的牙周基础治疗,彻底清除菌斑和牙石,消除菌斑滞留因素,改善全身因素(如糖尿病)和环境因素(如吸烟),对患者进行口腔卫生宣教。对于牙周炎患者,种植治疗前还需进行再评估,决定是否可进行种植治疗。若再评估时发现牙周感染控制水平未达到满意程度,则需行进一步的牙周手术治疗。

种植前牙周感染控制的标准:一般需达到菌斑指数 <20%,且全口 BOP<25%,余留牙的探诊深度 ≤5mm。

二、种植治疗后的牙周维护

种植治疗之后,必须规律地进行维护期治疗,预防和减少种植体周围疾病的发生。种植治疗后的牙周维护包括自我维护和专业维护两个方面。

(一)自我维护

通过使用手动或电动牙刷,并结合牙线、牙间隙刷、冲牙器等可有效控制菌斑。口腔卫生措施每日至少进行 2 次,每次需保证足够的时间。

(二)专业维护

种植治疗完成后第一年的维护尤为重要,建议每 3 个月复查 1 次,第 2 年之后复诊频率可根据个体需要调整,口腔卫生控制良好的患者复诊间隔可以适当延长,而口腔卫生较差的患者复诊间隔要短,牙周炎患者最好每 3 个月复诊 1 次。复诊时,根据检查情况,进行相应的治疗,其中全口的洁治和口腔卫生指导是必不可少的。

三、种植体周围组织疾病诊断和治疗

种植体周围组织疾病是发生于种植体周围软、硬组织的炎症损害。当炎症局限于黏膜时,称为种植体周围黏膜炎,当炎症导致种植体周骨吸收时,则称为种植体周围炎。主要致病因素是种植体上的菌斑生物膜和负载过重,宿主易感因素和环境因素亦是不可忽略的重要因素。

(一)诊断要点

1. 临床表现

(1)刷牙、咬物或碰触时,种植体周围软组织出血,可伴有疼痛症状。

(2)种植义齿表面可见沉积的菌斑、牙石。

(3)种植体周围黏膜炎主要表现为软组织红肿,种植体周围炎还伴有种植体周袋的形成、溢脓或瘘管形成,甚至出现种植体松动。

(4)常有探诊出血,种植体周围黏膜炎探诊深度 ≤4mm,种植体周围炎探诊深度 >4mm。

2. 辅助检查　种植体周围黏膜炎 X 线片显示种植体与牙槽骨结合良好,无透影区及牙槽骨吸收;种植体周围炎可见牙槽骨吸收。

（二）治疗原则及方案

1. 治疗原则　彻底去除菌斑,控制感染,消除种植体周袋,制止骨丧失,诱导骨再生。

2. 治疗方案　Lang 等所提出的 CIST(cumulative interceptive supportive therapy)方案,常作为治疗种植体周围组织疾病的参考。CIST 方案包括 A、B、C、D 四个步骤,每一步骤不是单一的治疗程序,而应根据病损的炎症程度和范围,作为一种包含多个步骤的序列治疗(表 8-1)。

表 8-1　种植体周围组织疾病的治疗方案

菌斑	BOP	脓液	种植体周袋	骨丧失	治疗方案
−	−	−	−	−	不需要治疗
+	+	−	−	−	菌斑控制、口腔卫生指导、机械清创(方案 A)
+	+	+	4~5mm	−	菌斑控制、口腔卫生指导、机械清创、局部应用抗菌药(方案 A+B)
+	+	+	>5mm	<2mm	菌斑控制、口腔卫生指导、机械清创、局部应用抗菌药,局部或全身应用抗生素(方案 A+B+C)
+	+	+	>5mm	≥2mm	菌斑控制、口腔卫生指导、机械清创、局部应用抗菌药,局部或全身应用抗生素,手术治疗(方案 A+B+C+D)

（丁　一）

参考文献

1. Klokkevold，Perry R.Carranza's Clinical Periodontology.12th ed.Saunders，2015.

2. Newman MG，Takei HH，Klokkevold PR，et al.Carranza's Clinical Periodontology.10th ed.St.Louis，Mo：Saunders Elsevier，2006.

3. Newman MG，Caton J.The use of the evidence-based approach in a periodontal therapy contemporary science workshop.Ann Periodontol，2003，8：1.

4. 曹采芳.临床牙周病学.北京：北京大学医学出版社，2006.

5. Goldman HM.Gingivectomy，Oral Surgery.Oral Medicine and Oral Pathology，1951，4：601.

6. Ramfjord SP，Nissle RR.The modified Widman flap.J Periodontol，1974，45：601.

7. Friedman N.Mucogingival surgery.The apically repositioned flap.J Periodontol，1962，33：328.

8. Valerie Clerehugh，Aradhna Tugnait，Robert JG.Periodontology At A Glance.Wiley-Blackwell，2009，12：1.

9. Naoshi Sato.牙周外科学临床图谱.王勤涛，译.北京：人民军医出版社，2005.

10. Friedewald VE，Kornman KS，Beck JD，et al.The American journal of cardiology and journal of periodontology editors' consensus：periodontitis and atherosclerotic cardiovascular disease.Am J Cardiol，2009，104（1）：59-68.

11. 中华口腔医学会牙周病学专业委员会.重度牙周炎诊断标准及特殊人群牙周病治疗原则的中国专家共识.中华口腔医学杂志，2017，52（2）：67-71.

12. 孟焕新.中国牙周病防治指南.北京：人民卫生出版社，2014.

13. Taylor GW，Burt BA，Becker MP，et al.Severe periodontitis and risk for poor glycaemic control in patients with non-insulin-dependent diabetes mellitus.J Periodontol，1996，67：1085-1093.

14. American Diabetes Association.Standards of medical care in diabetes 2017，2017，40（1）：12-14.

15. Wysocki GP，Gretzinger HA，Laupacis A，et al.Fibrous hyperplasia of the gingival：A side effect of Cyclosporin A therapy.Oral Surg Oral Med Oral Pathol，1983.

16. 张延琳，王嘉陵，曾凡军，等.环孢素 A 诱发牙龈增生的发生率与牙周健康指数的关系.中华口腔医学杂志，2004，39（6）：466.

17. 贾立辉，花泽权，曹玉华，等.牙龈成形术塞治剂治疗肾移植术后牙龈增生.牙体牙髓牙周病学杂志，2002，12（6）：319.

18. Goodarz Danaei.Global burden of infection-related cancer revisited. Lancet Oncology，2012.

19. Saman Warnakulasuriya.Living with oral cancer：Epidemiology with particular reference to

prevalence and life-style changes that influence survival.Oral Oncology,2010.

20. Takei H,Newman MG,Klokkevold PR,et al.Carranza's Clinical Periodontology.12th ed.Saunders, 2015.

21. 王勤涛.牙周病学.北京:人民卫生出版社,2011.

22. Sreeramulu B,Shyam ND,Ajay P,et al.Papillon-Lefèvre syndrome:clinical presentation and management options.Clinical,2015,7:75-81.

23. Zimmermann C,Meurer MI,Grando LJ,et al.Dental Treatment in Patients with Leukemia. Journal of Oncology,2015.

24. Chapple IL,Genco R.Diabetes and periodontal diseases:consensus report of the Joint EFP/AAP Workshop on Periodontitis and Systemic Diseases.Journal of clinical periodontology,2013,40:s14.

25. Lalla E,Papapanou PN.Diabetes mellitus and periodontitis:a tale of two common interrelated diseases.Nature Reviews Endocrinology,2011,7(12):738-748.

26. Offenbacher S,Katz V,Fertik G,et al.Periodontal infection as a possible risk factor for preterm low birth weight.Journal of periodontology,1996,67(10):1103-1113.

27. Zhang X,Zhang D,Jia H,et al.The oral and gut microbiomes are perturbed in rheumatoid arthritis and partly normalized after treatment.Nature medicine,2015,21(8):895-905.

28. Abed J Emg,JEM,Zamir G,et al.Fap2 mediates Fusobacterium nucleatum colorectal adenocarcinoma enrichment by binding to tumor-expressed Gal-GalNAc.Cell Host & Microbe, 2016,20(2):215-225.

29. 林梅,李龙江.口腔感染疾病.天津:天津科学技术出版社,2003.

30. 石冰,华成科.华西口腔医师住院手册.北京:中国协和医科大学出版社,2015.

31. 孟焕新.牙周病学.第3版.北京:人民卫生出版社,2012.

32. 孟焕新.临床牙周病学.第2版.北京:北京大学医学出版社,2014.

33. Newman M,Takei H,Klokkevold PR,et al.Carranza's Clinical Periodontology.12th ed.St.Louis: Saunders Elsevier Inc.,2015.

34. Schmidt J,Walter C,Amato M,et al.Treatment of periodontal-endodontic lesions-a systematic review.J Clin Periodontol,2014,41(8):779.

35. Raheja J,Tewari S,Tewari S,et al.Evaluation of efficacy of chlorhexidine intracanal medicament on the periodontal healing of concomitant endodontic-periodontal lesions without communication:an interventional study.J Periodontol,2014,85(8):1019.

36. Nibali L,Zavattini A,Nagata K,et al.Tooth loss in molars with and without furcation involvement-a systematic review and meta-analysis.J Clin Periodontol,doi:10.1111/jcpe.12497.

37. Eickholz P,Nickles K,Koch R,et al.Is furcation class involvement affected by adjunctive systemic amoxicillin plus metronidazole? A clinical trial's exploratory subanalysis.J Clin Periodontol,2016, 43(10):839.

38. Xie Y,Chen J,He J,et al.Antimicrobial resistance and prevalence of resistance genes of obligate anaerobes isolated from periodontal abscesses.J Periodontol,2014,85(2):327.

39. Heasman P, Ritchie M, Asuni A, et al.Gingival recession and root caries in the ageing population: a critical evaluation of treatments.J Clin Periodontol, doi: 10.1111/jcpe.12676.

40. Santamaria M, Neves F, Silveira C, et al.Connective tissue graft and tunnel or trapezoidal flap for the treatment of single maxillary gingival recessions: A randomized clinical trial.J Clin Periodontol, doi: 10.1111/jcpe.12714.

41. Pepelassi E, Rahiotis C, Peponi E, et al.Effectiveness of an in-office arginine-calcium carbonate paste on dentine hypersensitivity in periodontitis patients: a double-blind, randomized controlled trial.J Clin Periodontol, 2014, 42(1): 37.

42. Pham T, Ueno M, Zaitsu T, et al.Clinical trial of oral malodor treatment in patients with periodontal diseases.J Periodontal Res, 2011, 46(6): 722.

43. Smeets R, Henningsen A, Jung O, et al.Definition, etiology, prevention and treatment of peri-implantitis - a review.Head Face Med, 2014, 10(34): 1-13.

44. Mombelli A, Lang NP.The diagnosis and treatment of peri-implantitis.Periodontol 2000, 1998, 17: 63-76.

45. Lang NP, Wilson TG, Corbet EF.Biological complications with dental implants: Their prevention, diagnose and treatment.Clin Oral Implants Res, 2000, 11: 146-155.